웰빙형 피부 미인을 만드는

나만의 셀프 피부건강

양해원 지음

가림출판사

　피부를 관리하는 것은 어렵고도 쉽다고 볼 수 있습니다. 어렵다고 하는 것은 매일매일 또는 일주일 간격으로 반복적인 관리를 지속적으로 해야 한다는 점이고, 쉽다고 하는 것은 큰돈을 들이지 않고도 집에서 할 수 있다는 점입니다.

　화초를 가꾸는 심정으로 내 피부를 관리한다면 누구나 아름다운 피부를 가질 수 있습니다. 우리 생활에서도 꾸준히 정성을 들여 가꾼 화초는 예쁜 꽃을 피우게 되고 항상 싱싱한 모습으로 보는 사람들에게 즐거움을 제공합니다. 심지어는 시들어 가는 화초에게 많은 정성을 쏟아서 그 화초가 다시 예쁜 모습을 갖도록 하는 경우도 볼 수 있습니다.

　아름다움에 대한 기대는 모든 사람들에게 있어서 똑같은 마음일 것입니다. 하지만 그 바람이 현실로 나타나는 것은 노력을 한 사람과 노력을 하지 않은 사람의 차이입니다. 조금만 관심을 갖고 약간의 시간을 투자한다면 맑고 깨끗한 피부를 만들 수 있습니다.

　최근에는 취직을 하기 위하여 면접을 준비하는 과정에서도 좋은 첫인상을 강조합니다. 첫인상에는 사람의 표정과 생김새뿐만 아니라 피부의 상태도 많이 반영됩니다. 투명하고 깨끗한 피부를 가진 사람일수록 사회생활도 여러모로 유리합니다.

　피부를 위해서 반드시 기억해 두어야 할 것은 육체적인 건강을 항상 유지해야 한다는 것입니다. 건강하지 못한 상태는 피부의 트러블을 유발합니다. 건강을 지키는 것이 피부 관리의 첫걸음임을 명심해야 합니다. 그런 연후에 피부 관리를 한다면 더 없이 아름다운 피부가 될 것이라 생각합니다.

이 책에서는 어려운 전문 용어들의 사용은 가급적 피했습니다. 일상에서 자주 접하는 용어들을 위주로 하여 설명을 하다보니 학술적인 깊이는 기대하기 어렵지만 실용적인 면은 상당히 강조를 하여, 집에서 손쉽게 할 수 있는 피부 미용법을 담고 있습니다. 나이에 따른 피부의 특징과 관리 방법, 피부노화에 대한 예방과 하얀 피부를 위한 관리 방법, 그리고 피부에 좋은 음식 등을 소개하고 있습니다. 집에 있는 냉장고를 열어 이리저리 살펴보다 바로 눈에 띄는 것들을 재료로 하여 내 피부에 하루하루 실천하다 보면 어느새 남들의 시선을 끄는 투명한 피부를 가지게 될 것입니다.

이 책에서 소개하고 있는 방법을 여성들뿐 아니라 온 가족이 함께 실천해 본다면 남편과 아들이 꽃미남으로 바뀌고 아내와 딸은 누구보다 맑은 피부를 가지게 될 것입니다. 게다가 팩을 하는 동안 가족간의 친밀도가 높아져서 집안에 웃음이 넘치는 화목한 웰빙 가정을 꾸밀 수 있을 것입니다.

끝으로 이 책이 나오기까지 여러 가지 지원을 아끼지 않은 가림출판사 사장님 이하 여러 직원들에게 감사를 드립니다. 그리고 옆에서 늘 관심 있게 지켜보아 주시는 옥도훈 박사님, 산본OK한의원의 최형석 원장님과 유미라 원장님, 함께 근무하며 궂은 일을 도맡아 하는 기흥OK한의원의 최영진 원장님과 고혜련 원장님 그리고 이소미 원장님, 양재OK한의원의 김병희 원장님과 엘리트 건강관리연구소의 임한경 실장님께 감사를 드립니다.

2004년 7월

의학박사, 한의사

양 해 원

C O N T E N T S

차
례

C O N T E N T S

Chapter 04 나이보다 젊어 보이는 탱탱 피부 만들기 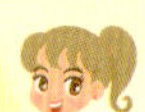

Chapter 05 하얀 피부 백색미인이 되어보자 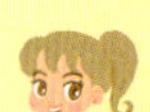

Chapter 06

모든 것은 물에서 시작된다 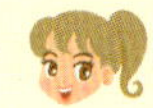

Chapter 07

천연재료를 이용한 한방자연화장품 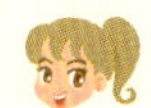

Chapter 08

피부에 좋은 한방차

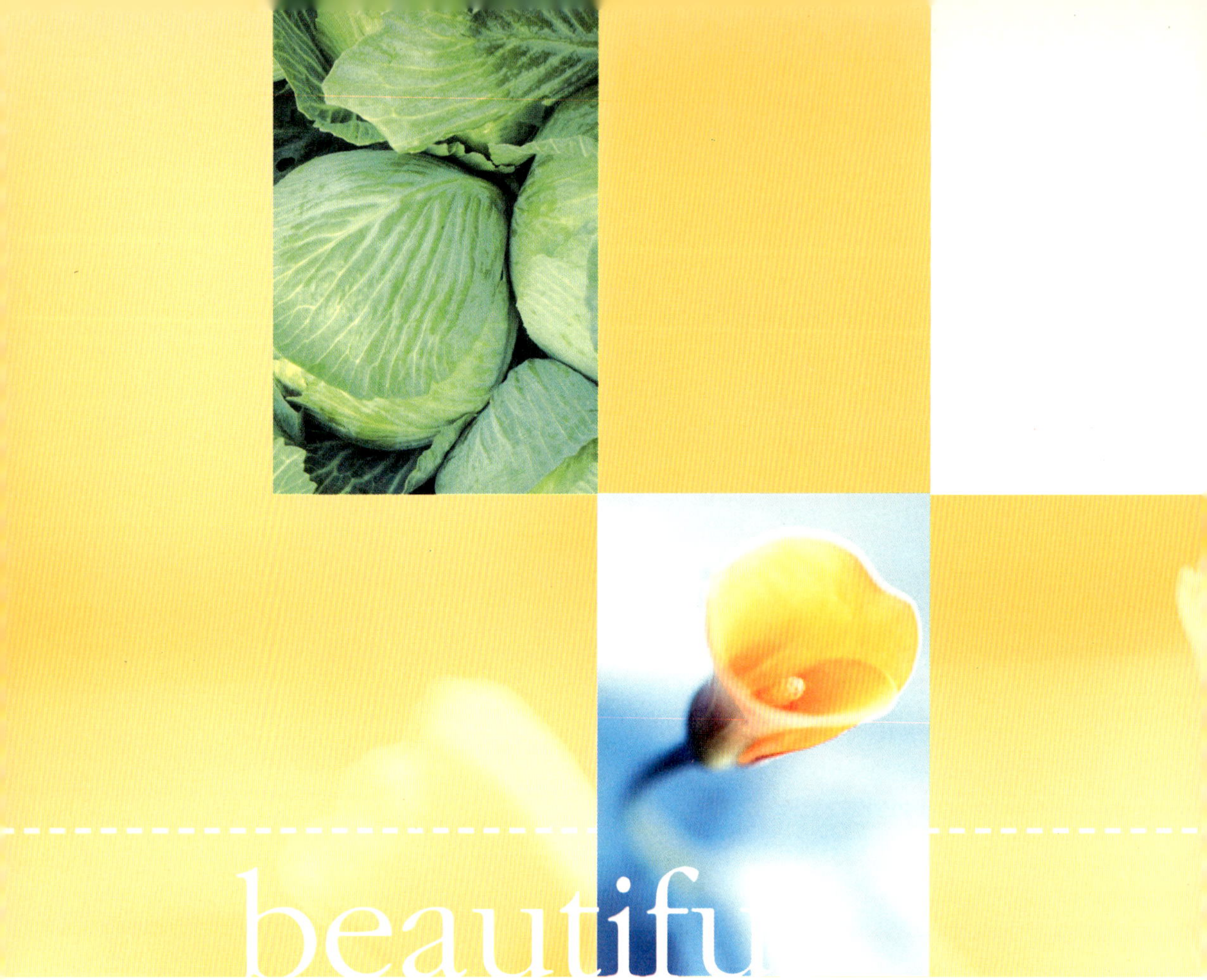

beautiful

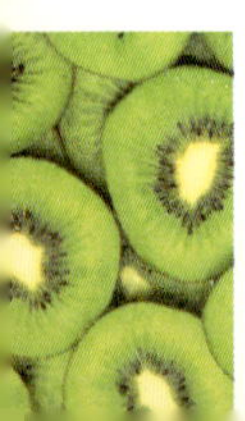

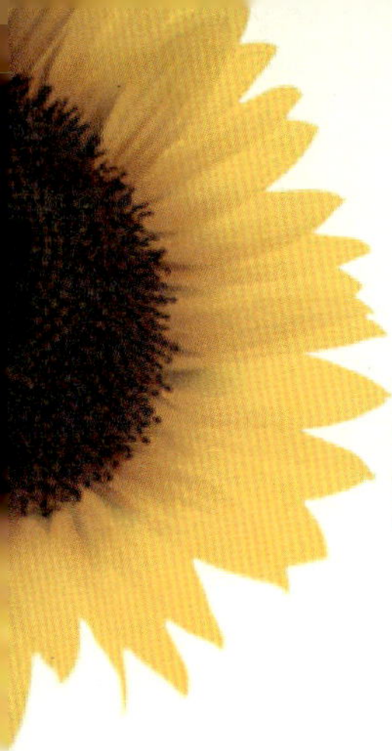

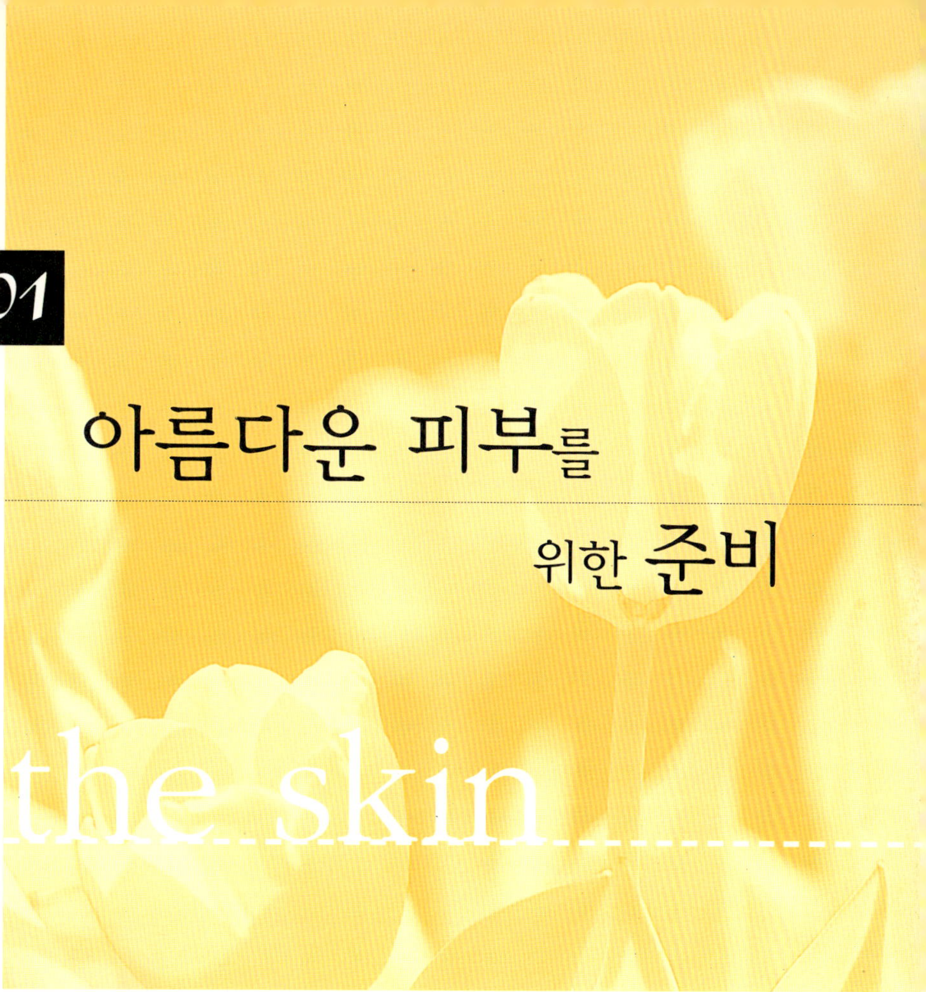

아름다운 피부를 위한 준비

the skin

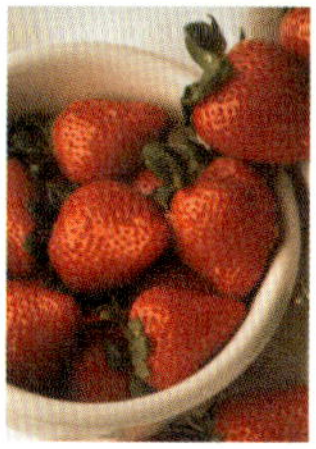

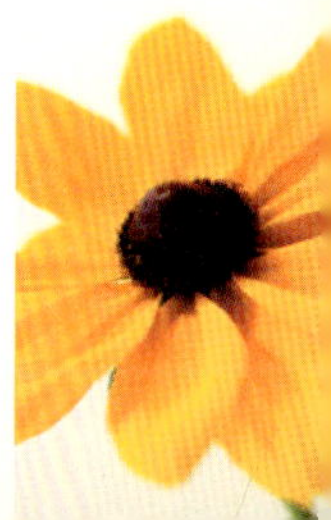

1. 아름다운 피부를 위한 준비

　세계보건기구(WHO)에서 말하고 있는 건강의 정의를 보면, "정신적·사회적·육체적으로 안녕한 상태"라고 표현하고 있다. 최근 우리 사회에 큰바람을 일으키고 있는 현상 중의 하나가 웰빙(well-being) 열풍인데, 이 말에 대한 개념을 곰곰이 생각해 보면 일맥상통하는 부분이 있다. 이 시대의 많은 사람들이 꿈꾸고 있는 웰빙의 지상목표는 '행복'과 '만족'이라는 두 단어로 요약된다. well이라는 단어에는 수많은 의미가 함축되어 있지만 그 가운데 '건강한', '편안한', '보다 나은'이라는 뜻이 떠오른다.

　그래서 웰빙이라는 말을 정리하여 보면, 자신을 포함한 가족 구성원들의 삶을 질적으로 향상시켜 건강과 행복을 추구하겠다는 것으로 간추릴 수 있다. 웰빙을 지향하는 많은 사람들은 의식주 전반에 걸쳐 많은 노력을 하는데, 특히 여성들의 경우 먹는 것을 상당히 중요시하여 오염되지 않고 건강을 지킬 수 있는 먹거리를 즐겨 찾고 투자를 아끼지 않는 실정이다. 심지어 웰빙 상품만을 따로 취급하는 곳이 생겨날 정도로 그 열풍은 대단하다.

　이러한 새로운 트렌드에 발 맞추어서 여성들의 성향 또한 여러 방면에서 과거와는 많이 달라지고 있는데, 피부 미용에 있어서도 예외가 아니다. 화학 화장품만으로는 만족하지 못하여 천연재료를 이용하여 만들어진 화장품을 선호하게 되고 때로는 스스로 만들어서 몸치장을 하는 경우가 점점 늘어나고 있는 추세이다. 삶의 질을 향상시키는 것 못지 않게 외모에도 많은 관심과 노력을 기울이는 시대가 된 것이다.

여기에 새로운 시대에 맞는 자기 관리를 위한 여러 가지 방법들을 소개하고자 하는데, 최근 유행하고 있는 얼짱, 몸짱에 어깨를 나란히 할 수 있는 피부짱이 되는 것도 웰빙 시대에 맞는 또 하나의 목표가 될 수 있을 것이다. 아름다운 피부, 건강한 피부, 맑고 깨끗한 피부를 가진 피부짱 즉 피부미인이 될 수 있도록 다 함께 노력해 보는 것이 어떨까?

아름다운 피부

사람이라면 누구나 건강한 피부 또는 아름다운 피부 갖기를 원할 것이다. 특히 여성이라면 더욱 그 소망이 간절할 것이다. 늘 아기처럼 뽀송뽀송한 피부를 가질 수 있다면 더 없이 좋은 일이겠지만 현실은 그렇지 못하다. 나이에 따른 자연적인 노화 현상이 우리를 슬프게 하고, 계절의 변화에 따른 자연 환경 또한 우리의 피부에 있어서는 적이 될 때가 많다. 생업에 종사하며 받는 여러 가지 스트레스도 우리의 피부를 위해서는 상당히 위협적인 요소가 될 때가 많다.

아름다운 피부를 갖기 위해서는 많은 노력이 필요하다. 저절로 얻어지는 것이 아니다. 그것은 나이를 먹어가면서 더 많은 노력을 필요로 한다. 그 만큼 피부를 나쁘게 하는 요소가 많아지기 때문이다. 나이가 어릴 때에는 특별한 관리를 하지 않아도 좋은 피부를 유지할 수 있지만 나이를 먹어감에 따라서 특별한 관리가 요구된다.

　뽀얗고 탄력 있는 피부를 위해서 해야 할 일들은 우선 내 피부의 현주소를 체크하여 본 다음, 그에 따른 적절한 방법으로 노력하는 일이다. 하루아침에 아름다운 피부가 될 수는 없지만 일정 기간 열심히 노력한다면 틀림없이 뽀송뽀송한 맑은 피부의 소유자가 될 수 있을 것이다.

어떤 피부를 아름다운 피부라고 하는가?

❶ 피부의 기능을 잘 수행하는 상태를 유지하고 있는 피부(피부가 마땅히 해야 할 일을 잘하고 있는 상태)

❷ 유전적인 이상이 없는 깨끗한 피부

❸ 적당히 촉촉하여 윤기가 있는 피부(유분과 수분의 균형이 잘 맞아 있는 피부)

❹ 탄력 있는 피부(적당량의 지방이 있고 대사가 왕성하여 주름이 없는 상태)

❺ 피부 색깔이 고르게 밝은 피부(잡티나 여드름이 없는 깨끗한 피부)

이상의 상태를 유지하고 있으면 아름답고 건강한 피부라고 말할 수 있다.

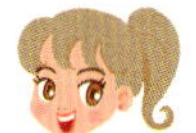 # 아름다운 피부는 건강한 육체에서 시작된다

건강은 건강할 때 지켜야 한다는 말이 있다. 피부도 마찬가지이다. 트러블이 많은 상태의 피부를 가꾸어 정상적인 피부로 만드는 것보다는 건강한 피부 상태일 때에 관리를 잘하여 뽀얗고 탄력 있는 피부를 유지하는 것이 훨씬 쉽다.

피부는 전신의 상태를 반영하는 거울이라고 볼 수 있다. 몸의 상태가 좋지 않으면 피부는 예민하게 반응을 하여 피부에 트러블 등을 만들어 내는데, 이것은 건강하지 못함을 알려주는 신호로 볼 수 있다.

위장을 비롯한 소화기 계통에 문제가 발생하였을 때에 얼굴에 뾰루지 등이 나타나거나 여드름 등이 더 심하게 기승을 부리는 것만 보아도 쉽게 알 수 있는 것처럼 오장육부의 상태가 곧바로 피부에 반영되는 것이다. 오장육부를 편하게 하는 것이 피부 관리의 첫걸음이다.

건강한 육체와 아름다운 피부를 위해서 평소 관심을 갖고 노력을 기울여야 하는 것들

❶ 질병에 걸리지 않도록 건강 유지에 힘써야 한다

오장육부에 이상이 생기면 곧바로 피부에 반영이 되기 때문에 병에 걸리지 않도록 항상 규칙적인 생활을 하고 적당한 운동을 통하여 건강을 유지하는 것이 피부를 위한 길이다.

❷ **균형 있는 영양 섭취를 해야 한다**

인체에 필요한 에너지를 공급받기 위해서는 일정량의 영양 섭취가 필요하다. 고른 영양 섭취는 체내 대사의 균형을 이룰 수 있고, 대사의 균형이 이루어지면 건강을 유지할 수 있기 때문이다. 불필요한 다이어트 등으로 영양의 밸런스가 깨지면 피부 트러블의 원인이 될 수도 있다. 육류보다는 야채나 과일 등 식물성 영양소를 많이 섭취하는 것이 건강과 피부를 위한 길이다.

❸ **수분 보충을 잘해 주어야 한다**

매일 매일 물을 많이 마셔야 한다. 하루 1000ml 이상의 물을 마셔서 체내에 수분을 공급해 주고 또한 피부에도 수분이 충분해야 촉촉한 피부를 유지할 수 있다. 사람의 몸을 구성하는 요소 가운데 70% 정도를 수분이 차지하고 있고, 피부의 바깥층 또한 많은 수분을 함유하고 있다. 사람은 몸을 격렬하게 움직이지 않아도 일정량의 수분이 몸밖으로 배출되기 때문에 수분은 늘 부족해지기가 쉽다. 그래서 항상 수분 보충을 염두에 두어야 하는 것이다. 수분이 부족하면 푸석푸석하고 거친 피부가 되기 쉽고 피부를 통한 노폐물의 배설이 제대로 되지를 않아서 신진대사가 원활해지지 않는다. 수분이 충분히 공급되어야 탄력 있고 매끈한 피부가 된다.

❹ **잠을 충분히 자는 것은 피부를 위한 보약이다**

미인은 잠꾸러기란 말은 결코 틀린 말이 아니다. 잠은 피부를 위한 휴식
이기도 하지만 피부의 신진대사를 위한 시간이기도 하다. 그렇다고 아무
때나 잠을 많이 잔다고 해서 아름다운 피부가 되는 것은 아니다. 일반적
으로 밤 11시를 넘기지 말고 잠자리에 들어야 피부에게는 보약이 된다.
보통 밤 10시에서 새벽 2시 사이에 피부 세포가 활발하게 신진대사를 수
행하기 때문이다.

❺ **신선한 공기를 많이 마시는 것이 좋다**

탁하고 오염된 공기는 피부 트러블의 원인이 된다. 깨끗한 공기를 많이
마셔서 산소의 공급이 원활하면 피부 세포의 신진대사에 도움이 되기 때
문에 맑은 피부를 유지할 수 있다.

❻ **세안만 잘해도 피부 미인이 될 수 있다**

외출하고 돌아온 다음에는 외출시 피부에 묻혀 온 오염물질
등을 잘 제거해야 하는데, 세안이나 목욕 등으로 이러한
오염물질을 제거해야 건강한 피부를 유지할 수 있다.
화장으로 인해 지쳐 있는 얼굴 피부 또한 제
대로 된 세안을 해야만 맑고 투명한 얼굴
피부를 지킬 수 있다. 세안을 잘하는 것
은 피부 미인이 되는 첫걸음이면서도
피부 미용의 전부가 될 수 있는 부
분인 것이다.

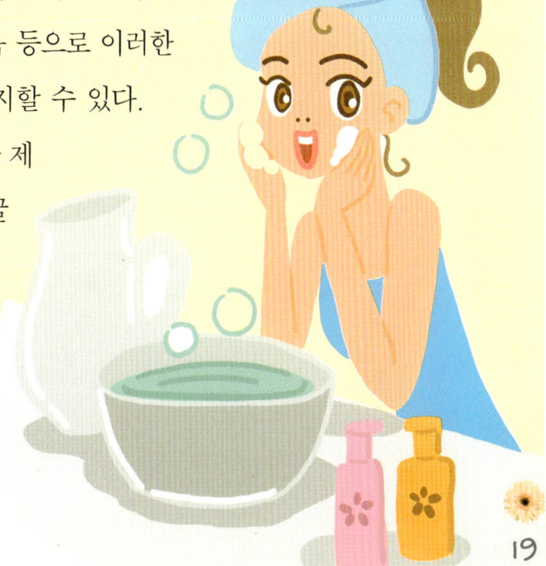

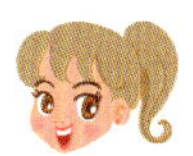# 피부는 겉, 인체의 속을 챙겨야 겉이 아름답다

사람의 외부는 피부라는 것으로 둘러싸여 있다. 그러나 가장 바깥에 있는 피부는 인체 내부에 장기의 지배를 받는다. 물론 외부의 자극에도 민감하지만 그 자극에 대한 저항이나 피부의 영양 등은 모두가 내부 장기에서 비롯된다. 내부 장기의 신진대사 등이 피부에 반영되기 때문에 내부 장기의 상태를 잘 살피는 것이 좋은 피부를 유지하는 방법이기도 하다.

피부에 가장 많은 영향을 주는 요소를 보면 소화기 계통과 생식기 계통으로 볼 수 있다. 지금까지 진료실에서 피부 트러블로 인해 상담을 요청해오는 여성들을 보면 대부분이 위장 계통의 질환과 자궁 계통의 질환을 가지고 있다.

피부 트러블 중에는 주로 얼굴에 나타나는 기미, 주근깨, 여드름 등이 제일 많은데 그 원인을 살펴보면 거의 대부분이 소화불량이거나 식사가 불규칙하거나 월경이 제때에 이루어지지 않는 경우이거나 생리통이 심한 때도 있었고 잠을 제대로 이루지 못하는 경우가 많았다.

이러한 원인들을 제거해 주었을 때에 피부 트러블이 개선되는 것을 많이 경험하였는데, 이로 미루어 볼 때 피부를 위해서는 항상 인체 내부의 건강 상태를 살펴보아야 한다.

예쁘고 아름다운 피부를 갖기 위해서는 피부 관리라는 것을 해야 하는데, 그 출발점은 바로 내 피부는 어떤 피부인지를 아는 것이다. 나는 어떤 피부 타입인지, 내 피부는 과연 나이에 맞는 피부 상태인지를 알아야 하고 또한 피부에 트러블이 자주 발생하는 여성 같으면 어떤 종류의 트러블인지를 알아야 그에 맞는 관리를 시작할 수 있기 때문이다. 다음에 주어지는 여러 문항들을 체크해 본다면 스스로 자신의 피부 현주소를 알게 될 것이고 그에 따른 관리를 한다면 누구나 아름다운 피부를 갖게 될 것이다.

피부 타입 체크

해당 사항이 가장 많은 것이 나의 피부 타입이다.

♥♥ 정상 피부

❶ 피부의 표면에 수분과 유분의 함량이 적당하여 쫀쫀하고 윤기가 있다.

❷ 표피의 신진대사가 정상적으로 이루어져 각질층이 두껍지 않다.

❸ 모공의 상태가 고르고 미끈하다.

❹ 피부가 탄력이 있고 잔주름이 없다.

❺ 혈액순환이 잘되어 피부색이 곱고 혈색이 돈다.

❻ 지나치게 민감하지 않다.

❶ 머리에 회백색의 비듬이 많아지고 얼굴에 버짐이 생긴다.

❷ 볼과 눈, 입술 주변이 거칠어지고 잔주름이 많아진다.

❸ 피부가 얇고 투명하여 색깔이 전체적으로 밝으면서 고른 편이다.

❹ 모공이 대체적으로 작아 피부가 고와 보이지만 윤기는 없다.

❺ 세안 후 아무것도 바르지 않으면 피부가 심하게 당긴다.

❻ 화장이 잘되지 않고 들뜬다.

❶ 여드름 같은 피부 트러블이 자주 일어난다.

❷ 모공이 큰 편이고 거뭇거뭇하다.

❸ 피부색이 전체적으로 어둡고 피부 두께가 두껍게 느껴진다.

❹ 화장을 해도 금방 지워진다.

❺ 잔주름은 오히려 적게 나타난다.

❻ 얼굴이 번들거려 윤이 나는 것처럼 보인다.

❶ 계절에 따라 피지 분비가 일정하지 않는다.

❷ 피부 트러블이 환절기에 많이 발생한다.

❸ 화장이 오래가는 편이다.

❹ 또래에 비해 피부가 곱고 섬세하다.

❺ 세안 후에 얼굴이 약간 당긴다.

❻ 신체 컨디션에 따라 피부 상태가 변한다.

♥♥ 복합성 피부

❶ 계절에 따라 심하게 당기기도 하고 각질이 생기는 부위도 있다.

❷ 피부색이 전체적으로 칙칙해 보인다.

❸ 세안 후 볼 부위가 당겨지는 것이 느껴지고 화장이 잘 지워진다.

❹ 이마와 코 등의 부위는 피지 분비가 많아서 번들거린다.

❺ 피지가 많이 분비되는 곳에서 피부 트러블이 가끔 발생한다.

❻ 피부에 윤기가 적어 보이며 모공이 크고 피부가 거친 편이다.

❼ 코 주변에 블랙 헤드가 많은 편이다.

♥♥ 민감성 피부

❶ 외부의 자극에 민감해서 염증 등을 잘 일으킨다.

❷ 화장품을 사용했을 때 얼굴이 따끔거리는 경우가 있다.

❸ 계절의 변화에도 피부가 불안정하여 가려움증 등이 나타난다.

❹ 몸이 쉽게 피로해진다.

❺ 심리적인 요인에도 쉽게 피부가 반응을 한다.

❻ 모공이 거의 보이지 않는다.

피부과학회가 만든 피부 나이 체크리스트를 보고 나의 피부 나이를 측정해 보도록 하자.
각 문항의 답에 따라 숫자를 더하거나 빼서 마지막 남은 숫자가 나의 피부 나이가 되는 것이다. 계산에 의해서 +5가 나온다면 내 피부 나이는 내 나이보다 5년이 더 많은 것이고, −3이 나온다면 내 나이보다 3년 정도 젊은 피부를 가지고 있는 것으로 보면 된다. 만약 피부 나이가 실제 나이보다 10살 이상 높게 나왔다면 피부노화 방지를 위한 노력을 지금 당장 시작해야 한다.

	예	아니오
1. 피부 관리를 위해 일주일에 1시간 이상 투자한다.	(−1)	(+1)
2. 매일 규칙적으로 식사한다.	(−1)	(0)
3. 하루에 3~4시간 이상 햇빛에 노출된다.	(+3)	(−1)
4. 항상 자외선 차단제를 바른다.	(−1)	(+2)
5. 내 피부 타입에 맞는 세안제를 사용한다.	(−1)	(0)
6. 아침저녁으로 반드시 세안한다.	(−1)	(+1)

7.	날마다 화장한다.	(+1)	(−1)
8.	육류보다는 야채를 좋아한다.	(−1)	(+1)
9.	하루에 8시간 이상 숙면을 취한다.	(−1)	(+1)
10.	일주일에 3시간 이상 운동한다.	(−1)	(+1)
11.	담배를 피운다.	(+2)	(−1)
12.	일주일에 3회 이상 술을 마신다.	(+2)	(−1)
13.	변비가 있다.	(+1)	(0)
14.	하루에 3잔 이상 커피를 마신다.	(+1)	(0)
15.	피부에 문제가 생기면 즉시 피부과 전문의에게 진찰 받는다.	(−1)	(+1)
16.	노화 방지를 위한 기능성 화장품을 사용한다.	(−1)	(+1)
17.	스트레스를 많이 받는다.	(+2)	(−1)

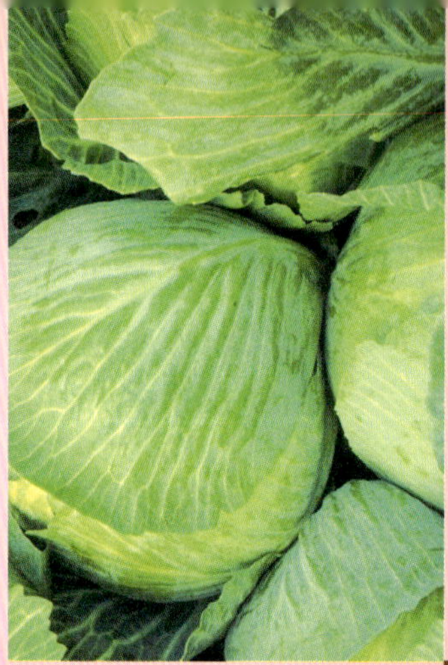

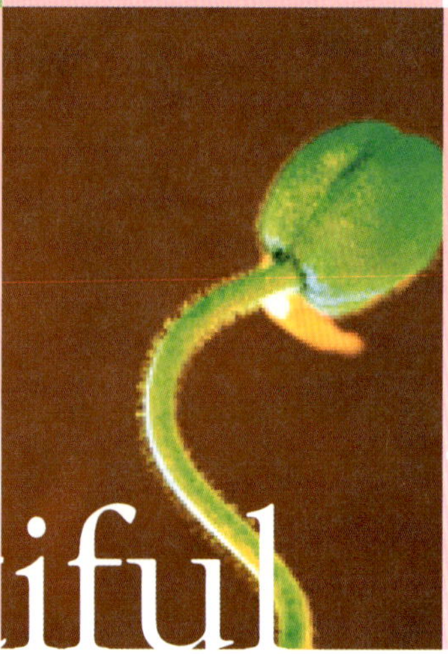

beautiful

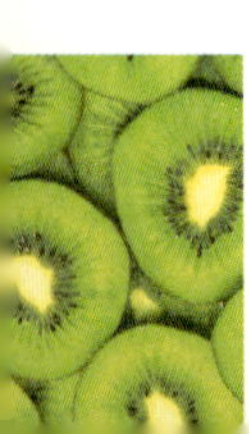

1020을 위한 피부 스페셜

the skin

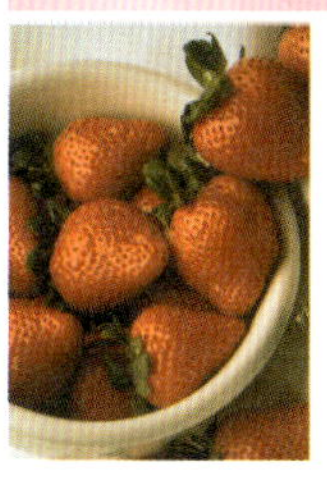

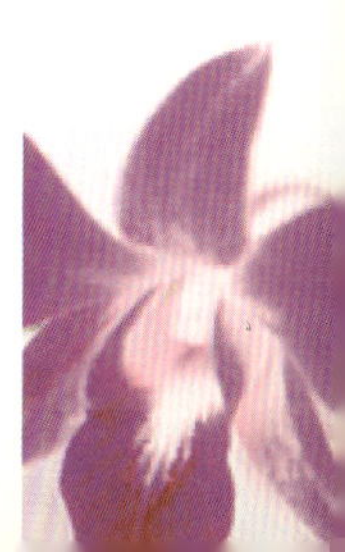

2. 1020을 위한 피부 스페셜

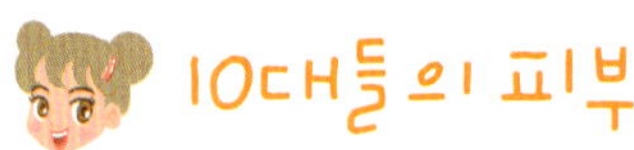 10대들의 피부

10대들의 피부 특징(피부 상태)

초등학교 고학년이 되면 여자아이들의 경우에는 월경이라는 것을 접하게 된다. 즉 2차 성장이 이루어지는데, 이 때 신체의 가장 큰 변화는 바로 성호르몬의 분비가 왕성해지기 시작한다는 것이다. 한의학의 경전인 『황제내경』의 '상고천진론'에 보면 "二七 天癸至 任脈 通 太衝脈 盛 月事以時下 故 有子"라는 말이 나오는데, 이 말 속의 천계라는 것은 바로 성호르몬을 의미하는 것이다. 성호르몬의 영향으로 인하여 이 시기에는 살결이 고와지고 매끄러운 피부가 된다.

위험 요소

최근 중·고등학교에 진학을 하면서 학생들은 학업에 의한 스트레스와 불규칙한 식사습관, 일정하지 않은 식사량 그리고 넘쳐나는 인스턴트 식품이나 패스트푸드 등으로 인하여 성호르몬의 균형이 깨져 여드름이 나기 쉬운 지성 피부를 갖게 되는 경우가 많다.

10대 : 여드름 피부 (지성 피부) 관리

❶ 관리의 주안점은 세안에 있다. 깨끗하게 얼굴을 잘 닦아주는 것이 피부 관리의 핵심이 된다. 비록 여드름이라는 피부 트러블이 있기는 하지만 이것은 시간이 지나 성호르몬의 대사가 균형을 유지하게 되면 자연히 없어질 수 있는 트러블이기 때문이다. 깨끗한 세안은 모공을 충분히 잘 청소하여 피부가 원활하게 호흡할 수 있도록 만들어 준다.

❷ 여드름 또는 피지를 제거해 줄 수 있는 팩을 사용하여 피부 관리를 할 수도 있다. 세안만으로는 부족하다고 생각할 때에는 팩을 이용하여 관리를 해주는 것이 좋다.

❸ 세안이나 팩을 하고 난 후 마무리를 할 때에는 수렴화장수를 이용한다.

❹ 너무 기름진 음식보다는 지방이 적은 야채 위주의 식사를 하는 것이 좋다.

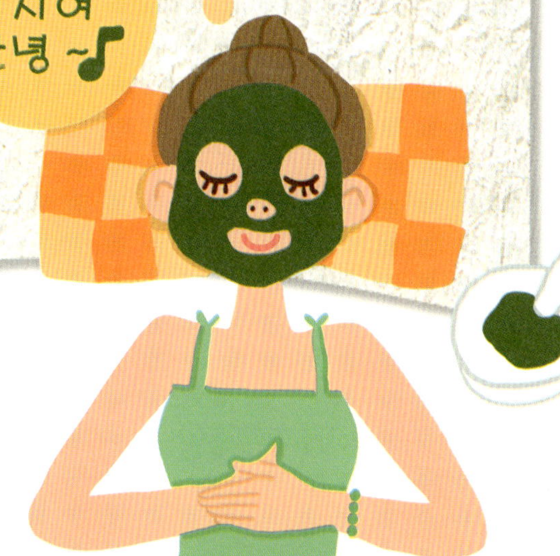

토마토팩 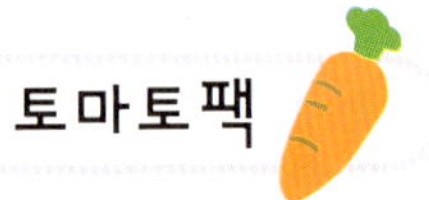

재료
토마토, 밀가루, 우유

만드는 방법

❶ 잘 씻은 토마토 1개를 강판에 곱게 간다.

❷ 밀가루 1스푼을 섞은 다음 우유를 부어 적당한 농도로 조절한다.

사용방법

얼굴에 골고루 바른 후 15분 정도 지난 뒤 미지근한 물로 세안을 한 다음 찬물로 마무리한다.

효능 피지가 많이 분비되는 피부나 여드름이 잘 곪는 때에 효능이 있다.

당근팩 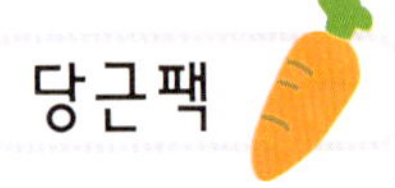

재료
당근, 밀가루, 물

만드는 방법

❶ 당근 1/2개를 강판에 곱게 간다.

❷ 밀가루 1스푼과 잘 섞은 다음 물을 부어 농도를 조절한다.

사용방법

얼굴에 바른 후 15분 정도 뒤에 세안을 한다.

효능 피부를 부드럽게 해주고, 여드름을 진정시키는 효능이 있다.

♥♥ 녹 차

피지 분비를 억제하고 여드름을 진정시키는 효능이 있는 녹차를 매일 마시는 것도 좋다. 또한 녹차를 우려낸 물로 세안을 하는 것도 좋다.

효능 비타민 C, 타닌, 미네랄 등이 함유되어 있다. 모공을 조여주고 노폐물을 제거해 주는 효능이 있다.

♥♥ 율무차

무기질과 여러 종류의 아미노산이 함유된 율무는 여드름을 진정시키는 효능이 있다. 일반적인 피부미용에도 좋다.

♥♥ 딸기주스

딸기에는 유황성분과 비타민 C가 들어 있어서 각질이 잘 떨어져 나가게 해주며, 여드름의 증상을 완화시키는 효능이 있다.

| 여드름을 위한 음식 |

♥♥ 보리와 현미

현미와 보리를 섞은 밥을 먹으면 피지 분지를 억제할 수 있고 여드름을 줄일 수 있다.

양배추에 함유되어 있는 유황성분, 비타민 C 등은 여드름 상처를 빨리 아물게 하고 흉터가 커지는 것을 막아준다.

| 여드름을 위한 세안수 |

감초 세안수

만드는 방법 감초 20g에 물 1ℓ 를 넣고 한 번 끓여서 우려낸다.

사용방법 감초를 우린 물로 아침마다 세안을 한다.

효능 감초는 피부를 진정시키고 혈관을 튼튼하게 하는 효능이 있어서 피지 분비가 왕성한 여드름 피부에 좋다.

녹차 세안수

만드는 방법 뜨거운 물 1ℓ에 녹차 티백 3개를 넣어 우려낸다.

사용방법 녹차가 우러난 물을 미지근하게 식혀서 그 물로 세안을 한다.

효능 모공을 축소시키고 피지 분비를 억제하며, 여드름을 진정시키는 데 효능이 있다.

시금치 세안수

만드는 방법 ❶ 싱싱한 시금치를 한 묶음 준비한다.

❷ 물을 팔팔 끓인 다음 시금치를 넣고 5분 정도 삶는다.

❸ 시금치를 건져내고 물을 식힌 후 냉장 보관한다.

사용방법 아침저녁으로 시금치 삶은 물로 세안을 한다.

효능 살균작용이 있어서 얼굴의 잡티나 여드름을 제거하는 데 효능이 있다.

| 10대들의 피부를 위한 일상 관리 요령 |

❶ 수분이 부족해지지 않게 하기 위해서 매일 생수를 1000㎖ 이상 마신다.

❷ 충분한 수면을 취한다.

❸ 매일 과일을 많이 먹어 비타민과 수분 공급을 원활하게 해준다.

❹ 실내 온도를 너무 높게 하지 않는다. 건조한 환경은 피부를 건조하게 만든다.

★ 임상 예 | 17세의 여학생

양쪽 볼에 여드름이 집중되어 있었으며, 평소에 변비가 잦고 약간의 생리통이 있었다. 식사는 현미식으로 하도록 권하였고, 반찬은 양배추를 위주로 한 반찬을 먹도록 하였다. 녹차나 율무차를 매일 마시게 하고, 감초를 달인 물로 세안하게 하며 저녁에는 과일팩을 하도록 하였다. 한약 처방으로 청상방풍탕을 함께 활용하여 3개월 정도 지난 후에는 얼굴에 있는 여드름이 거의 없어졌고 변비 증상도 없어졌다. 생리통이 가끔씩 있어서 그 후에 따로 생리통만 치료하여 완치를 하였다.

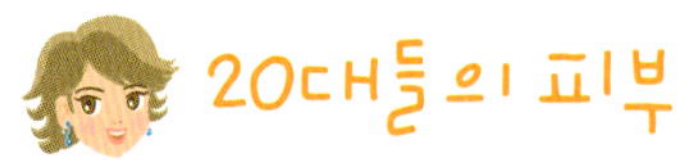

20대들의 피부 특징(피부 상태)

일생을 살아가면서 가장 건강하고 아름다운 피부를 갖는 시기가 20대 초반이다. 피부가 매우 곱고 윤기가 나서 예쁘다는 말을 가장 많이 듣는 시기라고 할 수 있다. 그러나 20대 후반에 들어서게 되면 피부는 이 때부터 쇠퇴기에 접어들어 노화가 시작된다. 노화의 상징이라고 볼 수 있는 눈가의 잔주름이 이 때부터 생기기 시작하기 때문이다.

대부분의 경우에 직장생활 등의 사회생활을 하게 되는데, 화장이라는 것을 하기 시작하면서 피부 관리가 자연스럽게 관심의 대상이 되기도 하는 시기이다.

위험 요소

무분별한 화장이나 계절의 변화에 따른 습도의 변화가 피부에 영향을 많이 미치게 되어 유·수분의 밸런스가 깨질 수 있으며, 사회 활동의 영향으로 신체적으로 지치거나 정신적인 스트레스 등으로 기미나 주근깨가 많이 나타나게 된다.

20대 피부의 적, 기미 · 주근깨를 위한 팩

25세가 넘어가면 피지 분비량이 감소하여 피부의 탄력이 줄어들게 되고 주름이 만들어지기 시작하는 때이므로 피부 보호와 유 · 수분의 균형을 유지해야 한다.

균형 있는 식사를 해야 한다.

육류보다 야채나 과일 등을 많이 섭취하여 불필요한 지방의 축적을 방지하는 것이 피부 관리의 지름길이다.

자신의 피부 타입에 맞는 화장품을 잘 골라서 사용해야 한다.

화장품에 의존하여 멋을 부리기보다는 트러블이 생긴 것을 해소하는데 중점을 두어 피부 관리를 해야 한다.

심신의 갑작스러운 변화는 피부에도 악영향을 미치게 되므로 감정의 조절이 필요하다.

심한 감정의 변화 등은 오장육부의 기운을 흐트러지게 하여 피부에 반영이 되므로 늘 마음가짐을 단정히 하는 것이 좋다.

자외선에 대한 대책을 적극적으로 세워야 한다.

외출할 때에는 자외선 차단제를 이용하거나 모자를 쓰고 다니거나 하여 자외선에 대한 적극적인 대처를 해야만 한다.

증상이 심하지 않은 경우에는 팩 재료에 의한 과민반응을 예방하기 위하여 얼굴에 거즈를 덮고 팩을 사용하는 것이 바람직하다. 증상이 심한 경우에는 직접 피부에 닿아도 상관이 없지만, 그래도 민감성 피부인 경우에는 팩 재료를 팔 안쪽에 한번 발라보았다가 그 반응을 보고 사용하는 것이 좋다.

장미팩 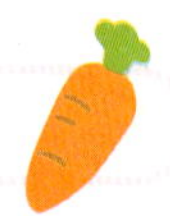

만드는 방법

❶ 물 1컵을 끓인 다음 장미꽃잎을 떼어 넣는다.

❷ 장미꽃잎의 색깔이 빠지고 나면 꽃잎을 걷어낸 후 남은 물에 밀가루를 넣어 농도를 조절하여 걸쭉하게 만든다.

사용방법 ❶ 세안을 한 후 기미와 주근깨가 있는 얼굴 부위에 팩을 바른다.

❷ 20분 정도 지난 후 미지근한 물로 씻어낸다.

효능

장미는 멜라닌 색소의 생성을 억제하여 기미 · 주근깨를 개선시켜 준다.

재료
장미꽃 한 송이,
밀가루, 물

쑥 팩 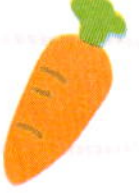

만드는 방법

쑥 우린 물 1컵에 레몬즙 1티스푼을 섞은 다음 오트밀을 넣어 농도를 조절한다.

사용방법 ❶ 세안한 얼굴에 골고루 펴 바른다.

❷ 20분 정도 지난 후 물로 씻어낸다.

효능 기미나 주근깨 피부 또는 모세혈관이 드러난 피부에 효능이 있다.

살구씨팩 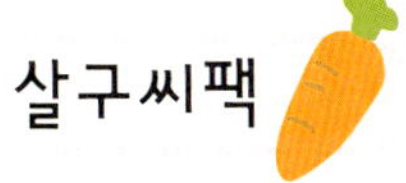

만드는 방법

살구씨 가루 1스푼에 우유를 부어가면서 농도를 조절한다.

사용방법 ❶ 세안한 얼굴에 골고루 펴 바른다.

❷ 20분 정도 지난 후에 물로 씻어낸다.

효능 살구씨는 기미와 주근깨를 없애주어 미백 효능이 뛰어나다. 건조한
피부에 보습효과도 있다.

시금치팩 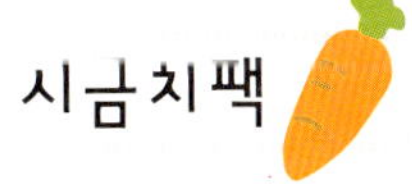

만드는 방법

❶ 한 주먹 정도의 시금치를 잘 찧어서 달걀 흰자와 섞는다.

❷ 밀가루를 이용하여 걸쭉하게 농도를 조절한다.

사용방법 ❶ 세안한 얼굴에 골고루 펴 바른다.

❷ 20분 정도 지난 후에 물로 세안하여 마무리한다.

효능 시금치는 얼굴의 기미를 없애고 또 피부에 탄력을 주는 효능이 있다.

흑축 팩

재료
흑축(나팔꽃씨), 감초, 밀가루, 물

만드는 방법

흑축가루 2스푼, 감초가루 1스푼, 밀가루 2스푼을 섞은 다음 물로 농도를 조절하여 팩을 만든다.

사용방법 ❶ 세안한 후 기미나 주근깨가 있는 얼굴 부위에 펴 바른다.

❷ 10분 정도 후에 물로 세안을 하여 마무리한다.

효능 기미를 제거하는 데 효과가 있다.

| 기미 · 주근깨를 위한 화장수 |

야채 화장수

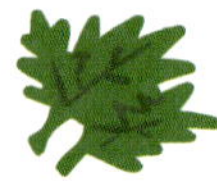

재료
오이, 상추, 레몬즙, 토마토

만드는 법

❶ 껍질을 벗긴 오이 50g, 토마토 50g 그리고 상추 50g을 믹서에 넣고 곱게 간다.

❷ ❶의 것을 여과지에 걸러 맑은 즙을 만든다.

❸ 레몬즙 50ml 를 섞어서 화장수를 만든다.

사용방법

❶ 깨끗이 세안한 후 화장솜에 묻혀서 기미와 주근깨가 있는 부위에 가볍게 두드려 바른다.

❷ 15분 정도 지난 후에 미지근한 물로 헹군다.

효능 오이에 들어 있는 비타민은 멜라닌 색소의 제거에 효능이 있어서

얼굴의 기미·주근깨를 없애는 데 효과가 있다.

마늘스킨

만드는 방법

❶ 현미(1/2컵)와 메주콩(1/2컵)을 물에 5시간 정도 불린다.

❷ 마늘(10쪽)은 삶아서 익힌다.

❸ 각 재료들을 믹서에 모두 넣고 생수 2컵을 부어 곱게 간 후에 여과지

에 걸러 맑은 즙을 낸 다음 냉장 보관하여 사용한다.

효능 기미를 제거하고 화장독을 없애는 데 효과가 있다.

재료
마늘, 현미,
메주콩

| 기미·주근깨를 위한 음료 |

♥♥ 율무차

무기질과 다양한 아미노산이 함유되어 피부의 신진대사를 촉진시키고, 효소 흡수력이 강해서 색소의 침착을 막아 주므로 기미·주근깨 등을 제거하는 데 효과적이다.

키위는 비타민 C가 많아 미백에도 효능이 있으며, 당분과 미네랄도 풍부하여 피부 탄력을 증가시키고 수렴효과도 좋다. 기미와 미백에 모두 효능이 있다.

우유에는 단백질 분해 효소가 있어서 각질을 제거하는 데 효과가 있고, 수분과 유분의 균형을 맞추어 거친 피부를 부드럽고 탄력 있게 만들어 준다.

| 기미 · 주근깨에 좋은 음식 |

들깨에는 비타민 E, F가 들어 있어서 피부가 거칠고 주근깨, 기미, 잡티 등으로 칙칙해졌을 때에 이를 개선하는 효과가 있다.

폐의 기능을 좋게 하여 피부에 활력을 주어 기미와 주근깨를 해소하는 데 효과가 있다.

♥♥ 시금치

시금치에는 유해산소를 없애주는 비타민 A가 풍부하여 기미·주근깨·잡티 등을 감소시키는 효능이 있다.

이벤트 회사에 근무하는 여성으로서 얼굴에 기미가 조금 있었다. 스트레스를 잘 받는 편이었으며, 두통이 간혹 나타나고 이지럼증이 있었으며, 소화도 잘 안 되고 식사량도 적은 편이었다.

세안을 할 때에 쌀뜨물을 사용하도록 권하였고, 잠자기 전에 오이 꼭지로 마사지하도록 하였다. 외출할 때에는 자외선 차단제를 반드시 바르도록 하였고, 일주일에 두 번 정도 살구씨팩을 하도록 하였다.

한약 처방으로 쌍화탕을 가감해서 2개월 투여하고 1개월 쉬었다가 다시 2개월을 투여하였는데 소화도 잘되고 어지럼증도 나아지면서 얼굴의 혈색이 많이 좋아졌다. 기미의 경계선이 희미해지면서 환자 본인도 무척 만족스러워 했다.

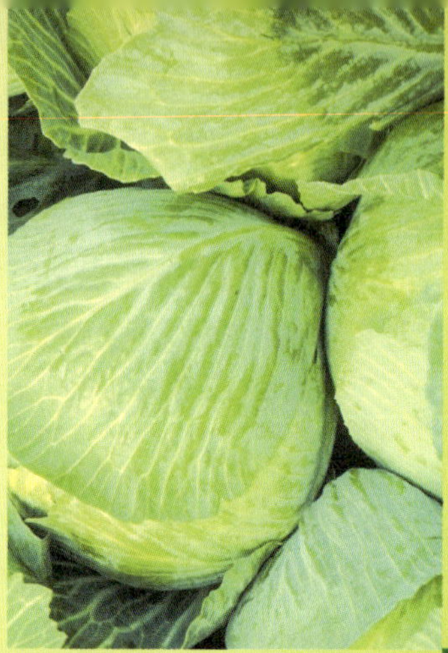

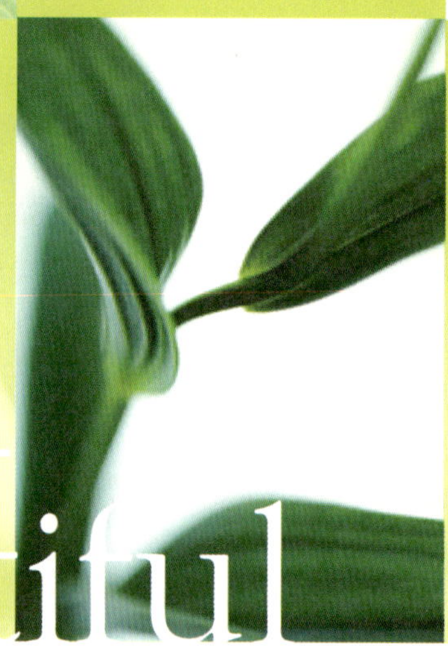

beautiful

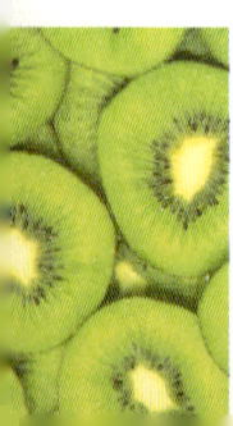

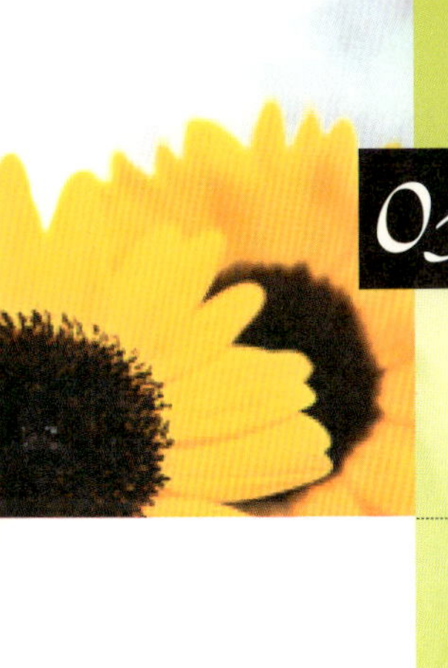

03

3040을 위한

피부 스페셜

the skin

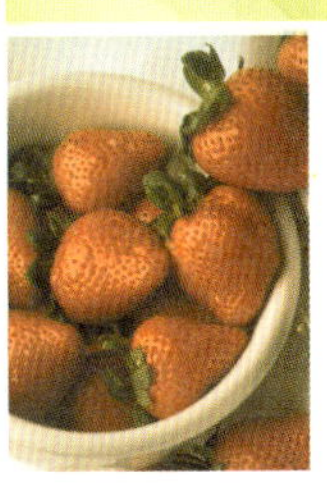

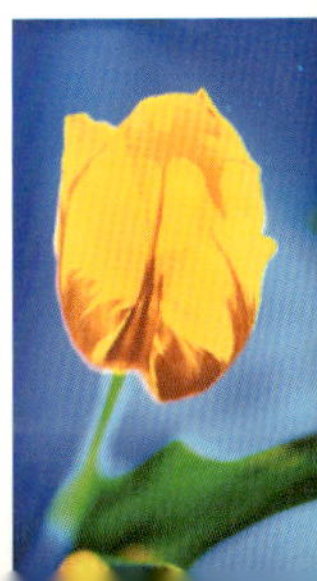

3. 3040을 위한 피부 스페셜

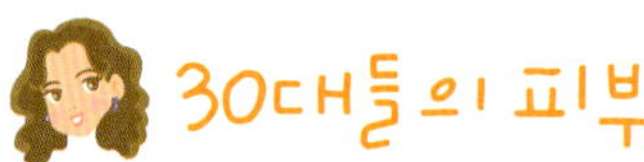

30대들의 피부 특징(피부 상태)

외부적으로 나타나는 현상은 기미나 주근깨가 20대보다 훨씬 뚜렷하게 드러나고, 피부의 거칠어짐이나 칙칙함도 눈에 띄게 심해진다. 신체적으로 실질적인 노화가 시작되므로 피부 관리가 소홀해지면 실제 나이보다 훨씬 더 나이가 들어보이는 피부가 되기도 한다. 수분 부족 현상이 두드러지게 나타날 수 있어서 피부 주름의 형태도 뚜렷해지고 전반적으로 건성 피부로 되기 때문에 화장도 잘 안 되고 모공도 넓어지게 되며 피부 처짐이 시작된다.

위험 요소

신체적인 노화에 따른 피부의 노화가 되지 않도록 자주 피부 관리를 해주어야 한다. 피부의 기능을 유지하기 위한 호르몬 분비나 신진대사 등은 아직도 활발히 이루어지고 있으므로 관리를 잘해 주면 피부 노화를 예방할 수 있다. 그리고 수분 부족으로 인한 건성 피부를 막아야 하므로 실내 온도나 외부 기후 등을 고려하여 외출 일정을 조정하고 화장을 할 때에도 넓어진 모공, 처진 피부, 입 주위의 잔주름 등을 개선하기 위해서 기능성 화장품의 사용을 생각해 볼 수 있을 것이다. 또한 얼굴 피부를 위한 표정 관리에도 세심한 주의가 필요하다.

30대 : 건성 피부의 관리

건성 피부에서 가장 중요한 것은 수분의 유지이다. 그래서 피부가 건조해지는 환경을 피하는 것이 최선의 방법이다. 건성 피부를 위한 대책은 보습을 위주로 하는 것이다.

❶ 항상 촉촉한 피부를 유지하기 위해서 일주일에 3번 정도 팩을 해준다.

❷ 마사지는 매일 하는 것이 좋다(혈액순환이 잘되도록 해야 한다).

❸ 세안은 너무 자주 하지 않는 것이 좋다.

❹ 생수를 많이 마셔서 수분 부족 현상이 생기지 않도록 한다.

바나나팩 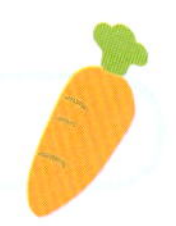

만드는 법

바나나 1개를 덩어리가 없도록 아주 곱게 으깬 다음 우유로 농도를 조절한다.

사용방법 얼굴에 바르고 20분 정도 지난 후에 세안을 하여 마무리한다.

효능 당분, 비타민 A가 많은 바나나는 피부 노화를 지연시키고 피부 보습력이 뛰어나다.

재료
바나나, 우유

포도팩 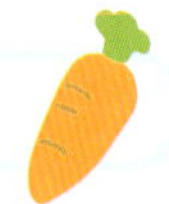

만드는 법

포도의 과육을 잘 으깬 다음 밀가루를 섞고 요구르트로 농도를 조절한다.

사용방법 얼굴에 바르고 20분 정도 지난 다음 세안을 하여 마무리한다.

효능 각질 제거와 보습에 효과가 있다.

재료
포도, 요구르트, 밀가루

사과팩 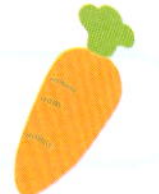

만드는 법

❶ 사과를 강판에 간다.

❷ 사과 간 것 2스푼에다 꿀 1작은 스푼을 섞은 다음 우유를 부어 농도를 조절한다.

사용방법 얼굴에 바르고 20분 정도 지난 후에 찬물로 세안을 하여 마무리

재료
사과, 우유, 꿀

한다. 일주일에 3번 정도 한다.

효능 사과에 함유되어 있는 당분과 비타민 C 성분이 피부를 촉촉하게 해준다.

| 건성 피부를 위한 음료 |

♥♥ 우유와 꿀

우유에다 꿀을 넣어 마시면 건성 피부에 보습과 영양을 더해 주어 촉촉한 피부로 개선시켜 준다.

| 건성 피부에 좋은 음식 |

♥♥ 잣 죽

잣은 피부 보습력이 뛰어나 피부를 촉촉하고 매끄럽게 해준다. 또 지방산이 많아서 건성 피부의 유분 보충에도 좋으며, 피부 신진대사를 촉진시켜 피부에 산소 공급이 원활해지게 해주며 각질과 노폐물의 제거에도 효과가 있다.

♥♥ 참 깨

필수 지방산과 비타민 E 그리고 단백질과 미네랄이 풍부하여 혈액순환을 좋게 하고 피부를 촉촉하게 해주며 각질 제거에 효과가 있다.

얼굴에 있는 모공이 넓은 편이고 피부가 거칠하면서 눈가엔 잔주름이 많았다. 가끔씩 가려움증이 나타나서 긁적거린다고 했다.

본래부터 건성 피부인 이 환자는 집안 일로 인해서 심한 스트레스를 받는다고 하였다.

장미 스킨을 만들어 사용하도록 하였고, 일주일에 세 번씩 바나나팩을 하도록 하였다. 아침에 일어나면 생수를 2잔 마시게 하고, 저녁에는 우유에 꿀을 약간 타서 잠을 자기 전에 마시도록 하였다.

한약 처방으로는 소풍산을 가감해서 활용하였으며, 6개월이 지나자 피부의 가려움증도 없어지고 거칠하던 피부에 윤기가 돌기 시작하였다. 모공은 약간의 변화가 있었지만 좀더 지속적으로 팩을 하도록 권하였다.

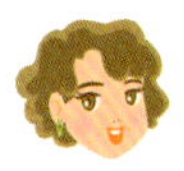

40대들의 피부

40대들의 피부 특징(피부 상태)

노화가 본격적으로 시작되어 피부의 탄력이 줄어들고 잡티나 주름 등이 확연하게 자리를 잡게 되며 심지어 죽음 꽃이라 하는 검버섯이 생기는 경우도 나타난다. 피부에 피하지방도 줄어들어 윤기도 많이 줄어들며 하얀 각질이나 버짐 등이 많이 나타나게 된다.

신체적으로 갱년기를 맞이하는 시기인 만큼 성호르몬의 불균형으로 인하여 피부 트러블도 많이 나타날 수 있다.

위험 요소

자포자기하고 피부 관리를 안 하는 것이 가장 큰 문제가 될 수 있다. 늦었다고 생각할 때가 가장 빠르다는 말이 있듯이 이제부터라도 열심히 관리를 해주면 충분히 젊어 보이는 피부를 만들 수 있다. 나이가 들어서 웬만한 사회 현상에 대해서는 흥분을 하지 않는 연령층이어서 유행이나 사회 풍조에 둔감해질 수 있으므로 젊은 세대들이 어떠한 것들을 위해 노력을 하는지 주의 깊게 살펴보아 같이 따라 하지는 않더라도 그들의 생각은 읽을 수 있어야 한다.

피부 관리 방법

♥ 보습은 물론 피부의 영양 상태에도 세심하게 관심을 가져야 한다.

♥ 신체적인 건강을 위해 노력해야 한다.

♥ 심리적인 자신감을 항상 가져야 한다.

♥ 고기능성 화장품에 대한 정확한 정보를 알고 사용한다.

♥ 충분한 휴식을 항상 취해야 한다.

♥ 매일매일 피부 관리를 위해 노력해야 한다.

주름방지용 팩 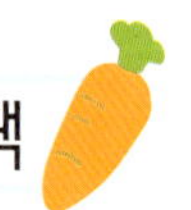

재료
두유, 밀가루

만드는 방법 두유 3스푼에 밀가루를 넣어서 농도를 조절한다.

사용방법 ❶ 세안한 얼굴에 팩을 골고루 펴 바른다.

❷ 20분 정도 지난 후에 미지근한 물로 씻어 헹군 다음 찬물로 마무리를 한다.

효능 두유에는 비타민 E와 레시틴이라는 성분이 들어 있어서 피부에 윤기를 주고 탄력을 증가시켜 주름을 예방하여 노화를 지연시키는 효능이 있다.

각질제거용 팩 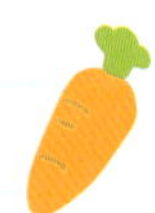

재료
달걀, 마요네즈

만드는 방법

달걀 노른자 1개와 마요네즈 1스푼을 섞어 걸쭉한 상태로 만든다.

사용방법 ❶ 깨끗이 세안한 얼굴에 팩을 골고루 펴 바른다.

❷ 20분 정도 지난 후 미지근한 물로 씻어내고 찬물로 마무리한다.

효능 각질을 제거해 주고 피부에 영양 공급을 해주며 보습 효과가 뛰어나다.

맑고 투명한 피부를 위한 팩

만드는 방법

❶ 레몬은 즙을 내어 1스푼을 준비한다.

❷❶에 밀가루 1스푼을 섞는다.

사용방법 ❶ 세안한 얼굴에 골고루 펴 바른다.

　　　　❷ 15분 정도 지나 팩이 마르면 미지근한 물로 씻어내고 찬물로 마무리한다.

효능 묵은 각질을 제거하고 칙칙해진 피부를 맑고 하얗게 해주는 효능이 있다.

잡티제거용 팩 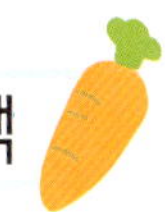

만드는 방법 천화분 가루 1스푼과 살구씨 가루 1스푼을 섞은 다음 우유를 부어 농도를 조절한다.

사용방법 ❶ 세안한 얼굴에 골고루 펴 바른다.

　　　　❷ 20분 정도 지난 후에 미지근한 물로 씻어 헹군다.

　　　　❸ 찬물로 마무리를 한다.

효능 얼굴에 약간의 잡티가 있을 때, 하얗게 하는 데 효능이 있다.

보습용 팩 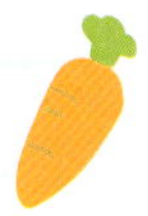

만드는 방법

❶ 율무가루 1스푼에 꿀 1스푼을 섞는다.

❷❶에 우유를 조금씩 부어서 농도를 조절한다.

사용방법 세안한 얼굴에 골고루 펴 바르고 15분 정도 지난 후에 미지근한 물로 헹구고 찬물로 마무리한다.

효능 율무는 피부의 신진대사를 원활하게 하고 얼굴 피부의 색소 침착을 막아 주며, 피부에 수분이 골고루 흡수되도록 해주는 효능이 있다.

| 40대 피부를 위한 음료 |

♥♥ 레몬주스

피부를 맑고 하얗게 해준다. 강한 산성이기 때문에 중화시켜서 마시는 것이 좋다.

♥♥ 키위주스

잡티와 기미 등을 없애 얼굴을 깨끗하게 만들어 환하고 투명한 피부로 만들어 준다.

♥♥ 구기자차

불로장생의 명약인 구기자를 차로 만들어서 먹으면 노화를 예방할 수 있다.

| 노화 방지를 위한 음식 |

몸이 조금씩 산성화되어 가므로 알칼리성 식품 위주의 식사를 하는 것도 좋다. 염분이나 동물성 지방은 될 수 있는 대로 조금씩 먹는 것이 좋다.

♥♥ 녹황색 야채

피부를 맑고 투명하게 해주는 것은 신선한 야채들이다. 육식을 많이 먹게 되면 피부의 산성화가 빨라져 노화 현상을 촉진하게 되므로 야채를 많이 먹어서 중화시켜야 한다.

♥♥ 달 걀

달걀은 건성이나 노화피부에 영양과 보습 효과를 주면서 하얀 피부를 만드는데도 한 몫을 한다.

♥♥ 검은깨

노화를 방지하고 피부와 모발을 윤기 있게 만들어 준다.

♥♥ 옥수수

색소 반점과 검버섯, 주근깨 등을 없애고 항노화 작용이 강한 식품이다.

★ 임상 예 | 45세 여자

얼굴색이 칙칙하고 주근깨가 약간 나 있었으며, 눈가와 입술 주변에 잔주름도 많았고 모발에 윤기도 없어서 나이보다 상당히 늙어 보이는 편이었으며, 폐경을 한 여성이었다.

매일매일 검은깨를 먹도록 하였고, 두유팩을 일주일에 세 번씩 하게 하였다. 식사 때에는 육류보다는 야채를 위주로 먹게 하였고 마음을 밝고 가볍게 가지라고 했다.

한방 처방으로는 대영전을 가미하여 투여하였다. 약 6개월 후에 내원하였지만 크게 변화된 점이 없어서 다시 6개월 동안 피부 관리를 하고 한약을 먹게 하였다. 그리하여 다시 6개월 후에 내원하였을 때에는 얼굴색이 붉은 빛이 돌아 생기 있어 보였으며, 잔주름도 많이 없어졌다.

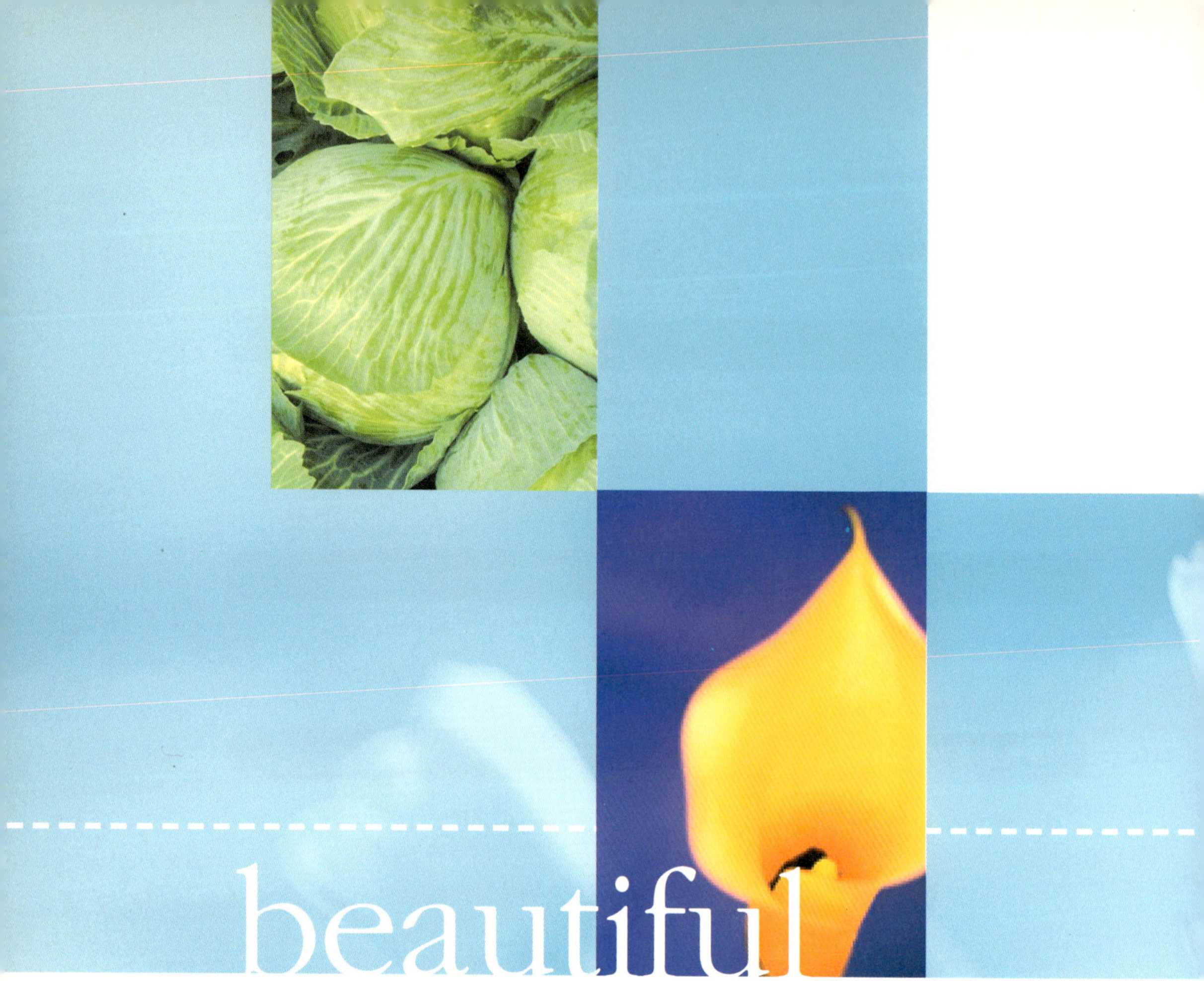

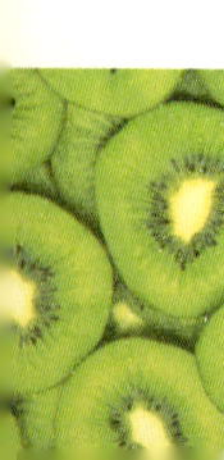

beautiful

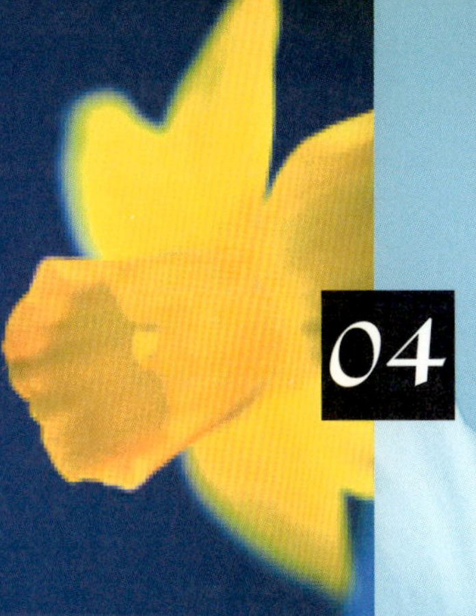

04

나이보다 젊어 보이는 탱탱 피부 만들기

the skin

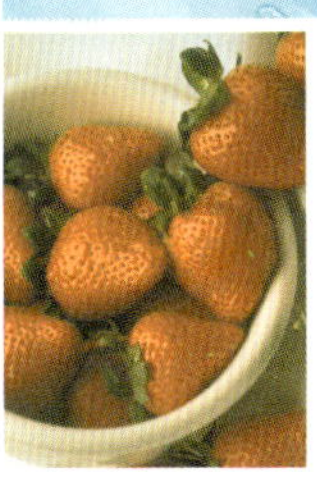

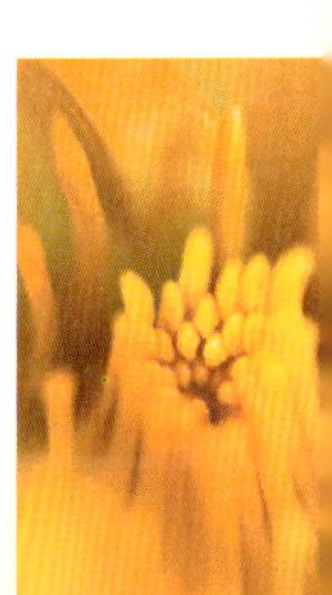

4. 나이보다 젊어 보이는 탱탱 피부 만들기

나이보다 젊어 보이는 피부란 주름이 없으며 맑고 투명한 피부를 말한다. 피부 또는 얼굴 등에 잔주름이 없어 팽팽해 보이고 잡티 등이 얼굴에서 보이지 않아 깨끗한 얼굴을 보여 줄 수 있을 때에 젊은 피부라고 말할 수 있다.

주름은 노화의 대명사이고 기미나 주근깨는 깨끗하지 못한 피부를 말해준다. 그래서 주름을 방지하고 기미나 주근깨를 없앤다면 누구든지 맑고 투명한 하얀 피부를 소유하게 될 것이다.

노화에 대한 원인과 대책 등을 알아보고 또 기미나 주근깨를 제거하여 하얀 얼굴이 되는 미백효과에 어떤 것들이 있는지 알아보면서 내 피부에 맞는 노화 방지 방법과 미백에 대한 여러 사항들을 실천해 볼 수 있는 기회로 삼아 늘 젊어 보이는 탱탱한 피부를 만들어 보자.

노화란?

사람은 나이를 먹어가면서 신체적으로 여러 가지 쇠퇴 현상을 갖게 된다. 오장육부를 비롯한 내부 장기의 쇠퇴는 물론이고 뼈와 근육 그리고 관절 등도 퇴행성 변화를 보이게 되는데, 피부도 마찬가지로 퇴행성 변화를 만나게 된다. 이러한 과정을 노화라고 한다.

노화를 간단하게 정리해보면, 노화란 세월의 흐름에 따라서 서서히 나타나는 내적인 퇴행성 변화로 구조적·기능적 변화가 초래되어 외부 환경에 대해 반응하는 능력이 떨어지는 현상을 의미한다.

이러한 퇴행성 변화 중에서도 피부의 노화는 다른 사람들의 눈에 쉽게 띄게 되는데, 이것은 피부가 신체의 외부에 노출되어 있기 때문이다. 특히 얼굴에 나타나는 퇴행성 변화는 곧바로 다른 사람들에게 쉽게 알려지게 된다. 오랜만에 만나는 사람들은 더욱 더 그 변화의 폭을 쉽게 알아차린다. 30대 중반 이후부터는 오랜만에 만났을 경우에 반드시 나오는 말 중에 하나가 "하나도 안 변했네", "하나도 안 늙었네", "참으로 많이 늙었네" 등이다.

그런데 나이에 의한 자연적인 쇠퇴 현상도 스스로의 노력에 의해서 조금은 그 과정을 늦출 수 있다. 운동을 한다든지 또는 좋은 약을 복용한다든지, 좋은 식품을 먹는다든지 하면 어느 정도는 자연적 쇠퇴 현상을 지연시킬 수 있다.

피부도 마찬가지이다. 자연스럽게 나타나는 피부 노화 현상을 조금은 지연시킬 수 있어서 좀더 젊고 탱탱한 피부를 유지할 수 있다.

그런데 피부를 비롯한 신체의 모든 기관은 나이에 따른 자연적인 노화말고도 외부적인 요인에 의해서 나이보다 빨리 노화가 진행되는 수가 있다. 과중한 업무로 인한 스트레스나 잦은 질병 상태에 있거나 또는 복잡한 감정의 변화 등으로 인하여 노화는 예상보다 빨리 나타날 수도 있다.

피부의 노화

피부의 노화를 좀더 구체적으로 표현해 본다면 탱탱하고 부드러운 피부에서 수분이 적은 주름진 피부로 되어 가는 것이라고 할 수 있다.

피부에 노화가 진행되면 가장 두드러지게 나타나는 현상은 주름의 증가이다. 수분이 적어져서 주름이 많이 생기게 되고 피부는 탄력을 잃어가며 광택과 윤기가 줄어들게 되고 매끄러움이 없어지게 된다. 또한 살결이 거칠어지고 피부 색깔도 칙칙해지며 반점이 많이 생기게 된다.

나이에 의한 자연적인 피부 노화를 내적 노화 또는 자연 노화라고 하며, 외적 요인에 의해서 촉진되는 노화를 외적 노화 또는 광노화라고 한다. 광노화라고 하는 이유는 피부 노화를 촉진시키는 가장 큰 외부 요인이 바로 햇빛(일광)이기 때문이다.

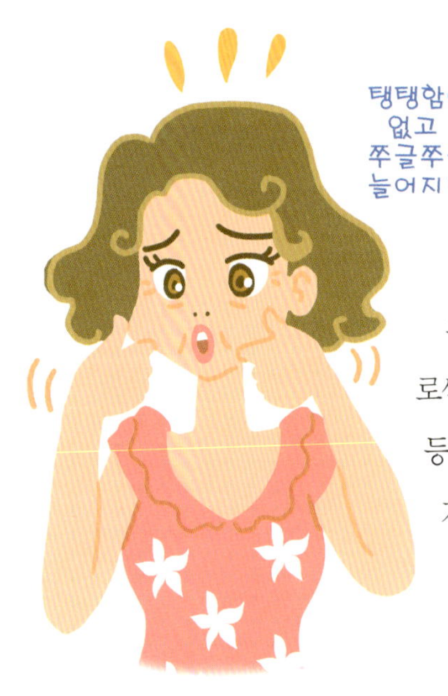

내적 노화, 즉 자연 노화는 세월에 의한 퇴행성 변화로서 피부의 기능이 저하되는 현상이며, 이 때에는 피부의 두께도 얇아지고 멜라노사이트 세포가 감소하게 된다.

외적 노화 또는 광노화는 주로 자외선을 많이 받음으로써 나타나는 현상이라고 볼 수 있으며, 얼굴이나 손 등에서 주름이 많이 생기거나 피부의 색이 어둡게 변하거나 거칠고 딱딱한 피부로 되는 것이 특징이다. 피부 표면의 모세혈관이 감소하게 되며 멜라노좀이 증가하게 되는 것이다.

노화의 특징은 주름

아무도 막을 수 없는 것이 나이를 먹는 것이다. 나이를 먹게 되면 누구나 얼굴에 표시가 나도록 되어 있다. 주름이 많이 진 노인들을 바라보며 일컫는 말 중의 하나가 세월의 흔적이 역력하다라는 표현이다.

나이가 어느 정도 들어서 피부를 손끝으로 집어 보았을 때 탱탱함이 없고 쭈글쭈글 늘어지면서 잡히게 되는데, 이 때부터 주름이라는 것이 시작되는 것이다. 처음에는 자잘하게 나타나지만 점점 그 모양새가 어느덧 주름이라는 것으로 나타나게 되는 것이다.

물론 노화에 대한 피부의 현상이 주름만 있는 것은 아니다. 주름을 없앤다고 해서 노화가 지연되거나 또는 신체적으로 젊어지는 것은 아니다.

주름의 형태가 뚜렷해지는 이유는 노화를 촉진시키는 환경에 지속적으로 노출이 되기 때문이다. 주름은 한번 생기면 좀처럼 없어지지 않기 때문에 가능하면 주름이 생기지 않도록 미리 예방을 해야 한다.

주름(피부 노화)의 원인

주름의 주범은 자외선이다

나이에 따른 피부의 변화도 주름을 만들어 내는 요인이 되지만, 일상생활에서도 주름을 만드는 원인들이 참으로 많다. 하지만 가장 큰 원인을 꼽는다면 햇빛으로부터 피부에 전달되는 자외선이라고 볼 수 있다. 자외선을 많이 받

은 피부는 수분을 많이 빼앗기게 되어 건조한 피부상태로 되거나 피부에 주름
을 만들어서 노화를 나타내게 된다.

유분 화장품은 자외선의 흡수를 증가시킨다

유분 화장품은 피지의 기능을 저하시켜 피부 온도를 상승시키므로 자외선
의 흡수를 증가시켜 피부의 노화를 촉진시킨다.

세안을 너무 자주 하면 주름 생성을 촉진시킨다

뜨거운 물에서 오랫동안 일을 한 후에 손이 평소보다 거칠어진 듯한 느낌을
받은 경험이 있을 것이다. 이것은 뜨거운 물 때문에 피부의 피지가 제거되어
세포가 직접 공기에 노출되었기 때문이다.

손은 피지 분비가 비교적 적고 회복이 늦기 때문에 그대로 두면 주름이 생
기거나 갈라져 버린다. 얼굴은 손에 비해 피지 분비가 많아 하루에 두 번씩 세
안을 해야 한다. 그러나 비누세안 후 비눗기를 제대로 없애지 않으면 거친 피
부가 되므로 주의해야 한다.

분화장은 주름을 더 깊게 한다

잔주름을 감추려고 분화장을 짙게 해서 오히려 주름이 깊어지게 하는 사람
이 많다. 주름의 가장 큰 적은 건조한 피부이다. 그런데 분화장은 피부로부터
수분을 빼앗아 가므로 주름을 깊게 하는 역할을 한다.

마사지도 하는 방법에 따라 주름을 만들 수 있다

아름다워지고 싶다는 생각만으로 좋다는 말만 들으면 뭐든지 많이 쓰고 보는 것이 여성의 심리다. 눈언저리에 잔주름이 갑자기 많이 생긴 사람은 십중팔구 마사지에 그 원인이 있다.

물론 얼굴 마사지가 피부에 좋은 것임은 틀림없는 사실이다. 그러나 눈언저리는 특히 민감한 부분으로 강한 마사지를 하면 마찰에 의하여 피부 표면이 상하게 되고 주름의 원인이 된다.

마사지는 피부 표면을 문지르는 것이 아니라 근육의 흐름에 따라 근육을 움직이듯이 부드럽고 리드미컬하게 해야 한다.

건조한 피부는 잔주름을 만든다

피부는 가을부터 겨울에 걸쳐 수분을 대기 중에 빼앗겨 신진대사도 둔해지고 피지선이나 땀선도 수축된다. 특히 피지 분비가 줄어들어 가을과 겨울에는 건조해지면서 잔주름이 생기기 쉬운데, 그 중에서도 특히 눈언저리 부위에 주름이 잘 생긴다. 그러므로 겨울에는 무엇보다 피부가 건조해지지 않게 주의해야 한다. 밤에는 아이크림(유성크림)을 눈꼬리부터 두드려주면서 발라준 다음 잠자리에 들도록 한다. 주름의 큰 적은 건조이므로 가을과 겨울뿐만 아니라 여름철 냉방에도 주의해야 한다.

짙은 화장은 피부 노화의 원인

아무리 통기성이 있는 고급화장품이라고 하더라도 짙은 화장을 하고 오랫동안 그대로 두면 피부에 나쁜 영향을 준다. 짙은 화장은 피부세포의 호흡을 곤란하게 하여 대사력을 약화시킨다. 노폐물을 방치하면 피부에 좋을 리가 없

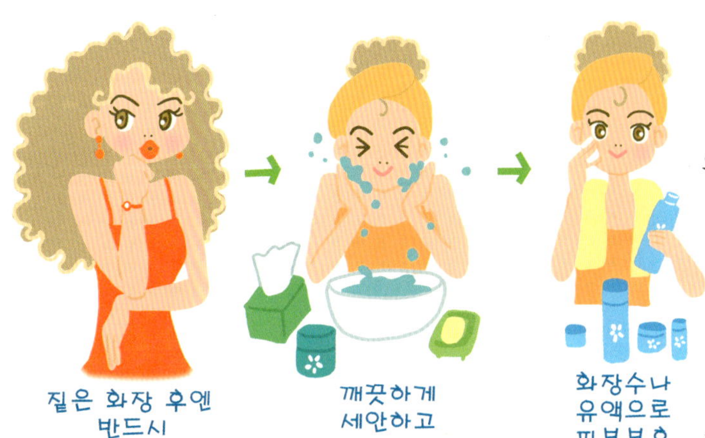

다. 화장 후에는 반드시 본 얼굴로 되돌리는 것이 피부 손질의 기본이다. 여배우들이 아름다운 피부를 유지하는 비결은 피부를 매우 중요하게 생각하고 가끔 화장을 하지 않는 점에 있다. 외출에서 돌아오면 반드시 깨끗하게 씻어내고 화장수나 유액으로 피부를 보호하여 본 얼굴로 되돌려 놓아야 한다. 그리고 때때로 효소팩을 하여 피부를 딥 클렌징 하는 것도 매우 중요하다.

냉난방은 피부의 노화를 촉진시킨다

도시생활, 특히 거대한 빌딩 안에서 일하는 여성에게는 계절에 따른 피부 대책보다 냉난방에 의한 건조로부터 피부를 지키는 일이 더 중요하다. 건조한 실내에 있을 때는 건조 때문에 피부 노화가 된다는 것을 생각하여 보습크림으로 피부를 보호하거나 1시간마다 냉수를 마시는 등 피부 건조 예방에 신경을 써야 한다.

기름의 과잉 섭취는 노화를 촉진시킨다

기름은 지나치게 섭취해서는 안 된다. 기름을 너무 많이 먹으면 콜레스테롤이 쌓여 비만이 되거나 만성병의 원인이 된다. 만약 기름기를 많이 먹었을 때는 푸른 채소를 곁들여 먹어 분해시켜야 한다. 젊음을 간직하려면 기름이나 소금, 가열수분을 피해야 한다.

자외선이란?

피부 노화의 주범으로 인식되고 있는 자외선에 대해서 간략하게 알아보자.

자외선은 보통 세 종류로 나누어 볼 수 있는데, 파장에 따라서 분류를 한다. 가장 긴 파장의 자외선 A(320~400nm), 유리창에 의해 제거되는 중간파장인 자외선 B(290~320nm), 오존층에 의해 걸러지는 가장 짧은 파장인 자외선 C(200~290nm)로 나눌 수가 있다.

이들 세 종류의 자외선은 각각의 특징이 있는데 자외선 A(UVA)는 태양으로부터 지구에 전달되는 자외선의 90~95%에 해당하며, 보통 '생활자외선'이라고도 한다. 비가 오나 눈이 오나 한결 같고, 침투력이 좋아서 유리나 커튼을 거의 다 통과하는 파장으로 색소 침착과 피부 노화를 일으키는 주된 원인이 된다.

자외선 B(UVB)는 비타민 D를 합성시키고 피부의 단백질 합성을 억제시키며, 색소 침착을 유발시키고 면역기능을 저하시켜 감염 및 암을 유발시키는 등 가장 많은 영향을 미칠 뿐만 아니라 피부 손상을 일으키는 주 원인이다.

자외선 C(UVC)는 세포와 세균을 파괴하는 힘이 매우 강하고 오존층에 의해 차단되어 우리 피부에 도달하지 않기 때문에 주로 산업적으로 멸균 소독에 쓰이고 있다.

자외선이 피부에 미치는 영향

◑이로운점◐

자외선으로 인하여 피부 내에서 황화수소 물질은 그 환원 능력이 강화된다.

이러한 황화수소는 유기체 내에서의 신체 자신의 물질, 호르몬, 효소, 비타민의 환원에 있어서 중요한 역할을 한다. 그러므로 자외선은 전신 건강 상태, 혈액, 순환계, 호흡기, 신진대사, 위, 창자, 효소, 호르몬계의 정상화 촉진은 물론 병의 치료에도 크게 기여한다.

살균효과 자외선은 세균을 죽이는 작용이 있어서 습진 등 피부 질환과 상처 치유 등에 효과가 있다.

비타민 D의 합성 자외선 중에서 UVB는 피하지방에 들어 있는 프로비타민을 비타민 D로 바꾸어 주는 작용을 한다.

미용효과 자외선을 쪼이게 되면 피부의 신진대사가 활발하여 건강하고 탄력 있는 피부를 유지할 수 있다.

● 해로운 점 ●

피지 분비의 증가 과도한 자외선은 피지 분비를 증가시켜서 모공을 막아 버릴 수가 있다.

피부 색소의 변화 자외선을 오랜 시간 쪼이게 되면 피부 표면이 벌겋게 되는 현상이 생긴다. 또한 기저층에 있는 멜라닌 색소는 자외선이 기저층을 통과해 피부 속으로 침투하면 멜라닌 색소 세포가 증가하고 프로멜라닌의 생성이 뚜렷해져 살갗이 검은색에 가깝게 보인다. 이렇게 늘어난 검은색 색소 때문에 피부가 검게 그을려 보이고 증가한 멜라닌 색소는 줄어들지 않으며 기미나 주근깨, 잡티 등으로 남게 된다.

피부조직의 노화 자외선을 과다하게 쬐면 자외선이 피부세포를 탈수시켜 건조하게 만든다. 그 결과 피부가 탄력을 잃고 주름이 지게 된다.

면역체계 파괴 강한 자외선은 DNA와 백혈구 기능을 약화시켜 면역체계에 파괴를 초래하여 피부암 등을 유발시키기도 한다.

자외선으로 인한 피부 노화를 예방하는 방법

1. 자외선 차단제를 바른다(얼굴 전체와 두피 등 외부에 노출되는 피부에 골고루 바른다).
2. 외출을 할 때에는 모자와 양산, 선글라스 등을 착용한다(직사광선은 무조건 피하는 것이 좋다).
3. 외출을 했을 때 얼굴이 뜨거우면 재빨리 열을 식혀준다(햇빛에 노출되는 시간을 가급적 줄이는 것이 좋다).
4. 여름에도 긴 소매의 옷을 입는다.
5. 흐린 날이나 비가 오는 날에도 맑은 날과 똑같이 준비하여 외출한다.

피부 노화를 예방하는 방법

자연적인 현상을 거스를 수는 없지만 열심히 꾸준히 관리를 해주면 어느 정도 노화를 지연시킬 수 있다.

1. 자외선 차단제를 반드시 사용한다.
2. 수분을 충분히 보충해 준다.
3. 흡연은 절대 안 된다.
4. 스트레스는 노화를 촉진한다.
5. 노화 예방을 위한 차와 음료를 마신다.
6. 기능성 화장품을 사용한다.

바나나팩 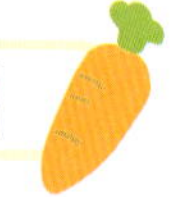

재료
바나나, 밀가루,
레몬

만드는 방법

❶ 바나나를 덩어리지지 않게 잘 으깬 다음 레몬즙을 내어 섞는다.

❷ 밀가루를 섞어 농도를 조절한다.

사용방법

세안한 얼굴에 골고루 바르고 20분 정도 지난 후 미지근한 물로 씻은 다음 찬물로 마무리한다.

효능

노화가 진행되는 피부에 보습 효과가 있고 건성 피부에 좋다.

우유팩 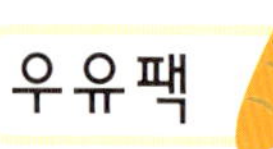

재료
우유, 꿀, 밀가루

만드는 방법

우유에 꿀을 섞은 다음 밀가루를 섞어 농도를 조절한다.

사용방법

얼굴에 골고루 펴 바른다.

효능

피부가 당기고 잔주름이 생기기 시작하는 건성 피부의 노화 예방에 효과가 있다.

알로에팩

만드는 방법

❶ 알로에는 즙을 내어 1스푼을 준비한 다음 흑설탕 1스푼을 섞는다.

❷ 밀가루를 섞어 농도를 조절한다.

사용방법

❶ 얼굴에 골고루 펴 바른다.

❷ 여드름 등의 피부 트러블이 있는 곳은 약간 두껍게 바른다.

❸ 20분 정도 지난 후에 미지근한 물로 씻어낸 후 찬물로 마무리한다.

효능

잔주름과 여드름이 있는 경우에 효능이 있다.

와인팩

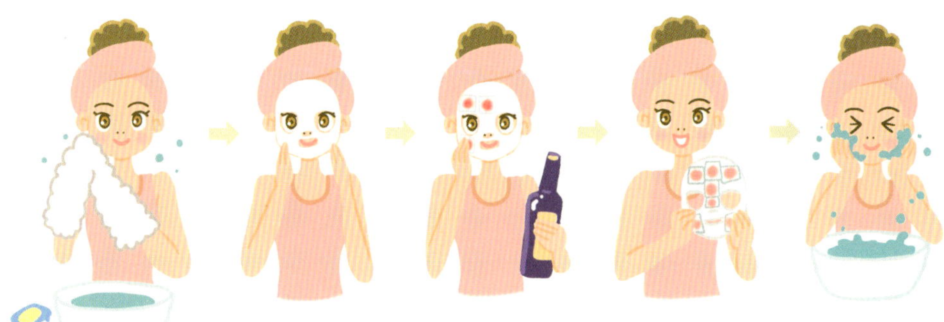

1 얼굴을 깨끗이 닦고 거즈를 덮는다.

2 화장솜에 와인을 적셔 얼굴을 덮은 거즈 위에 올려놓는다.

3 화장솜이 마르면 거즈와 화장솜을 제거한 후 찬물로 마무리한다.

효능 와인에는 기미나 주름, 노화 방지에 효과적인 성분(폴리페놀)이 있어 피부 세포의 노화를 예방한다.

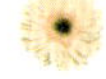

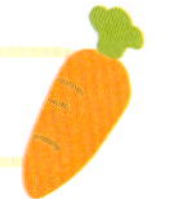

쌀겨팩

만드는 방법

곱게 빻은 쌀겨가루 2스푼에 우유와 꿀을 넣어 농도를 조절한다.

사용방법

❶ 깨끗이 세안한 얼굴에 팩을 바르고 15분 정도 지난 후 팩이 마르면 미지근한 물로 헹군다.

❷ 수렴화장수로 마무리한다.

효능

쌀겨에 함유된 비타민 B_1, B_6, E 등은 기미와 주름살을 완화시키고 뽀얗고 고운 피부로 가꾸어 주는 효능이 있다.

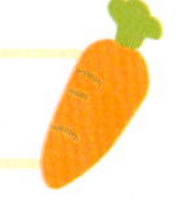

달걀팩

만드는 방법

달걀 노른자 1개에 꿀을 1스푼 섞은 다음 밀가루를 이용하여 농도를 조절한다.

사용방법

❶ 세안한 얼굴에 골고루 펴 바른다.

❷ 20분 정도 지난 후에 미지근한 물로 씻어내고 찬물로 마무리한다.

효능

건성인 노화 피부에 영양과 보습 효과가 있고 또한 미백효과도 뛰어나다.

재료
쌀겨, 우유, 꿀

재료
달걀 노른자, 꿀, 밀가루

율 피 팩 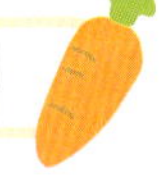

만드는 방법

❶ 율피가루 1스푼과 감초가루 1스푼을 골고루 섞는다.

❷ 꿀을 넣어서 농도를 조절한다.

사용방법

❶ 세안한 얼굴에 골고루 바른다.

❷ 20분 정도 지난 후 미지근한 물로 씻어내고 찬물로 마무리한다.

효능

얼굴에 충분한 수분 공급이 이루어져 잔주름 제거에 효능이 있다.

율피가루는 주름을 방지하며 피부의 피지 분비를 균형 있게 조절해 주는

효능이 있다.

> **재료**
> 율피가루, 꿀,
> 감초가루

딸 기 팩

만드는 방법

❶ 딸기 2개를 잘 씻어서 곱게 갈아 달걀 노른자 1개와 섞는다.

❷ 참기름을 1스푼 넣어서 섞은 다음 곡물가루를 이용하여 농도를 조절한다.

사용방법

❶ 세안한 얼굴에 팩을 골고루 바른 후 거즈로 덮는다,

❷ 20분 정도 경과 후에 거즈를 걷어내고 미지근한 물로 얼굴을 씻은 후 찬

　물로 마무리한다.

효능　잔주름을 없애주고 촉촉하게 피부를 적셔준다.

> **재료**
> 딸기, 달걀 노
> 른자, 참기름,
> 곡물가루

| 주름을 감추는 화장법 |

눈가, 입가, 코밑의 잔주름을 감추려고 짙은 화장을 하는 사람이 많이 있는데, 이것이 오히려 주름을 깊게 하는 원인이 되기도 한다. 화장으로 주름을 감추려고 한다면 주름 위에 약간 짙은 색의 분을 바르고 그 위에 피부 색깔의 엷은 분을 살짝 바르는 것이 피부도 보호하면서 주름을 감추는 방법이다.

| 노화 방지를 위한 음식 |

♥♥ 현 미

비타민 B_1, B_6, E, 당질, 단백질, 무기질 등이 함유되어 있어서 피부를 위한 영양도 좋지만 노화를 예방할 수 있는 식품이다.

♥♥ 아몬드

비타민과 미네랄이 풍부하고 지방도 많아서 피부 미용에 좋다. 특히 레시틴 성분이 함유되어 있어서 노화 방지에 효과가 있다.

주름을 완화시킬 수 있는 비타민 E와 단백질이 풍부하여 노화 방지에 효과가 있다. 피부를 매끄럽고 윤기 있게 만들어 주기도 한다.

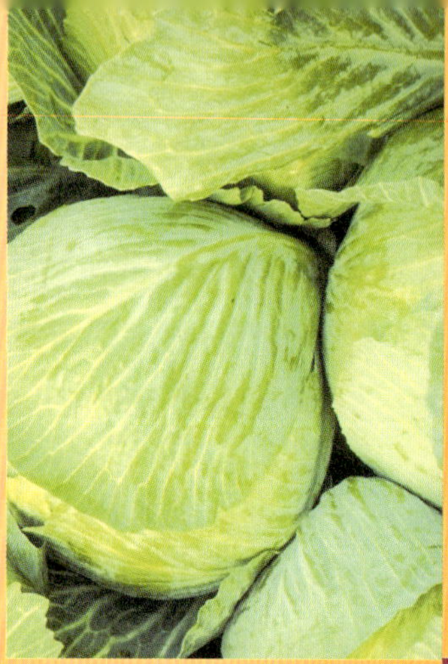

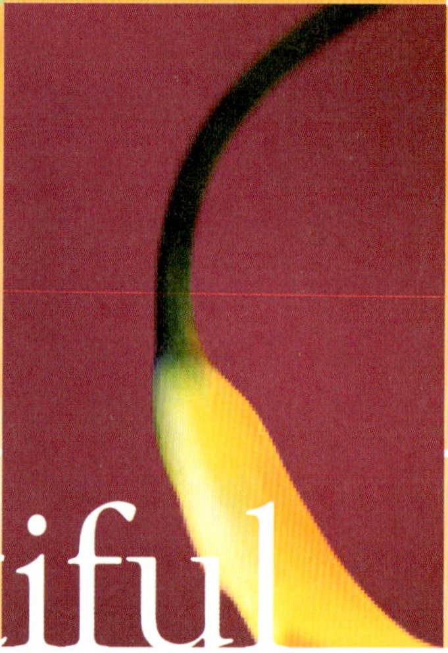

beautiful

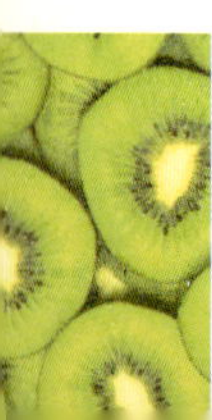

05

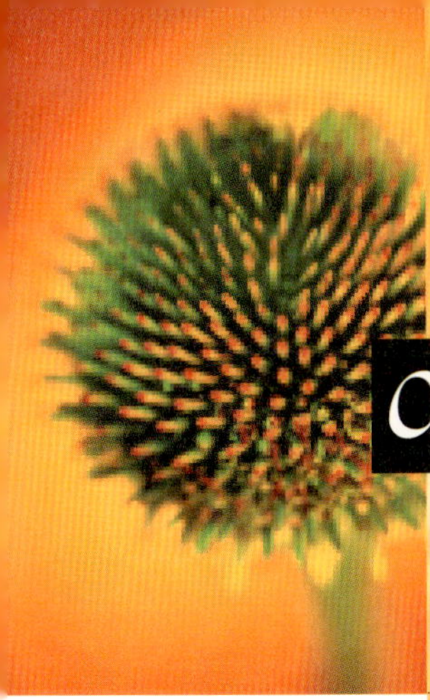

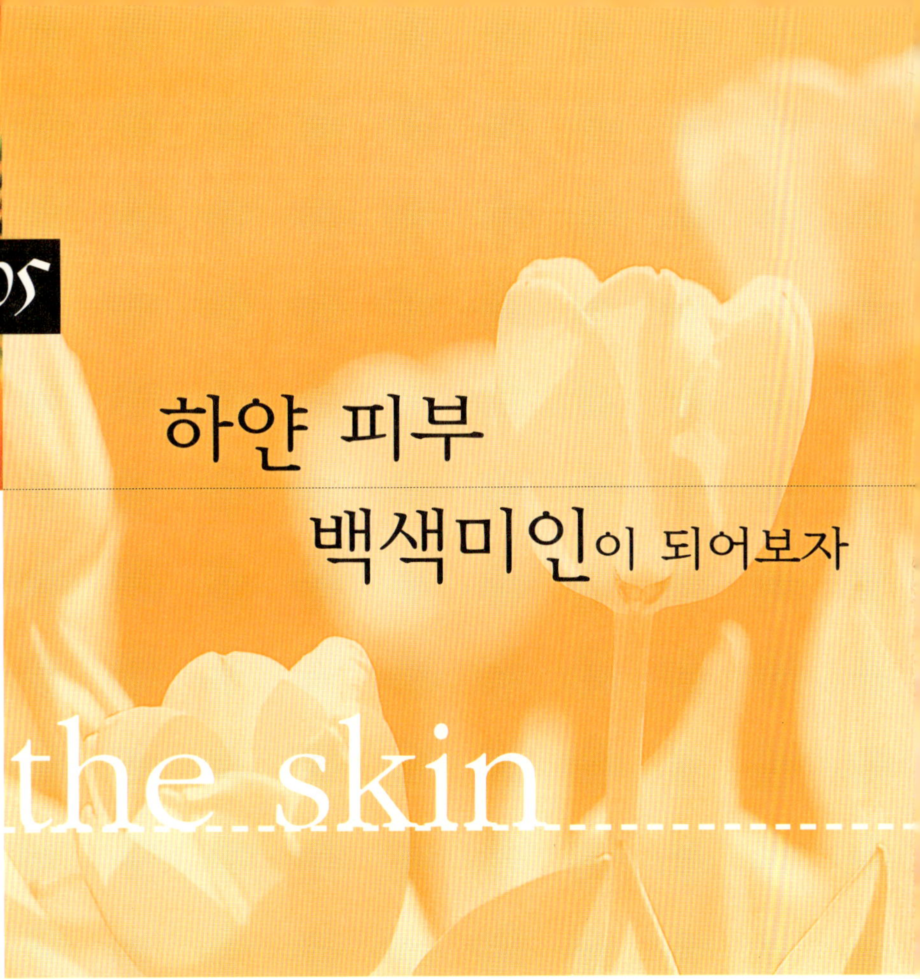

하얀 피부
백색미인이 되어보자

the skin

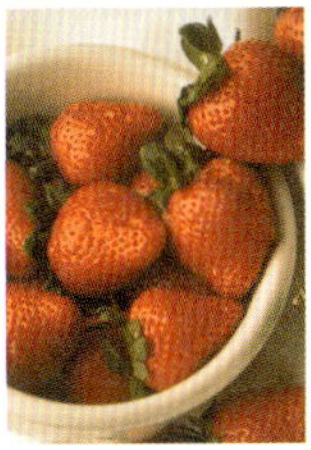

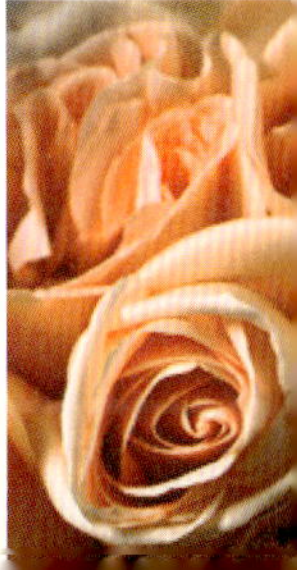

5. 하얀 피부 백색미인이 되어보자

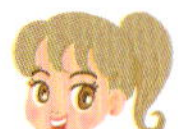 **하얀피부(피부 미백)**

한국을 비롯해서 동아시아에 살고 있는 동양인들의 피부는 누렇다. 그래서 황인종이라 불린다. 그러나 여성이라면 누구나 하얀 피부를 원한다. 그렇다면 황인종인 한국 사람의 피부도 과연 하얗게 될 수 있을까?

전혀 불가능한 것만은 아니다. 큰 병이 있는 환자의 얼굴색은 하얀색에 가까운 경우가 가끔씩 있다. 질병의 상태가 아닌 건강한 상태에서도 백색 피부, 하얀 얼굴을 가질 수만 있다면 얼마나 좋은 일인가. 하지만 근본적으로 누런빛을 띤 인종으로서의 한계는 극복하기가 어려울 것이다.

그러나 우리들이 바라고 있는 백색 피부라는 것은 흰눈같이 하얀 피부를 말하는 것이 아니라 얼굴에 잡티가 하나도 없고 모공도 좁은 맑고 투명한 피부를 말하는 것이다. 이 정도의 피부는 누구든지 노력을 한다면 얼마든지 가질 수 있는 피부이다. 물론 하루아침에 맑고 투명한 피부를 가질 수는 없다. 적어도 1년 정도의 노력을 기울인다면 흡족한 결과를 얻을 수 있다.

최근에는 화이트닝이라는 말로 백색 피부를 추구하는 경향이 있다. 수많은 화장품 회사에서 내놓는 제품들의 컨셉은 화이트닝을 전제로 하고 있다. 값비싼 화장품을 이용하는 것도 하나의 방법이기는 하지만 가정에서 쉬운 방법으로 화이트닝을 할 수 있다면 한번쯤 시도해 볼 만하지 않은가.

백옥같이 희고 맑은 피부를 가질 수 있는 방법

1. 수시로 물 마시기
2. 충분한 수면을 취한다. 밤늦게까지 잠들지 못하면 피부의 신진대사가 저하되어 멜라닌 생성이 증가하여 검고 칙칙한 얼굴이 되기 쉽다.
3. 비타민 C를 많이 섭취하는 것이 멜라닌 생성을 억제하는 데 도움이 된다.
4. 각질 제거에 신경을 써야 맑고 깨끗한 피부를 유지할 수 있다.
5. 외출을 할 때에는 자외선 차단제를 꼭 바른다. 멜라닌 생성을 억제하여 하얀 피부를 유지할 수 있다.
6. 미용을 위한 영양 공급을 잊지 않는다.
7. 피부가 지쳐 있을 때에는 충분한 휴식을 취한다.
8. 취침 전에는 반드시 세안을 하여 이물질이나 오염물질을 완진히 제거해야만 히안 피부를 가질 수 있다.
9. 모공 관리를 철저히 한다. 모공에 이물질이 끼어 있으면 거뭇거뭇하게 보인다.

화이트닝을 위해서 하지 말아야 할 것들

1. 담배는 절대로 피워서는 안 된다.
2. 커피도 많이 마셔서는 안 된다.
3. 스트레스를 받으면 얼굴색이 어두워진다.

생활 속의 화이트닝

과일과 녹황색 채소를 매일 먹는다

과일이나 녹황색 채소에는 비타민 C가 많이 들어 있고 미백 효능이 있다는 것은 잘 알려진 사실이다. 비타민은 피부 미백뿐만 아니라 자외선으로 인한 피부 노화를 방지한다.

평소 비타민 C가 많이 들어 있는 과일과 녹황색 채소를 많이 먹으면 피부를 하얗고 투명하게 가꿀 수 있다.

커피를 많이 마시지 않는다

카페인으로 인한 불면은 피부를 지치게 하여 피부의 기능을 저하시키고 이로 인하여 색소 침착이 되면 얼굴이 검게 된다.

한약이나 영양제 등을 먹어서 신진대사를 활발하게 해준다

피부 기능이 강화되면서 얼굴이 매끈하고 투명하게 된다.

오이나 알로에 마사지로 잡티를 없앤다

오랜 시간 햇빛에 노출되어 피부가 민감해진 상태이거나 빨갛게 달아올라 있는 경우에는 얼음찜질이나 냉타월 마사지로 피부의 열을 식혀주는 것이 좋다. 그보다도 오이나 알로에가 준비되어 있다면 오이 꼭지나 알로에를 이용해 마사지를 해주는 것이 훨씬 더 효과적이다. 이렇게 하면 자외선에 많이 노출되어 발생하기 쉬운 피부의 변색을 막아주며 잡티 제거에 도움이 된다.

충분한 휴식과 수면을 취한다

스트레스로 인하여 발생할 수 있는 피부 트러블을 진정시키기 위하여 평소 즐겁게 생활하도록 노력하고 충분한 휴식과 숙면을 취하도록 한다. 이렇게 하면 오장육부와 피부 신진대사가 활발해져 피부가 맑고 투명해진다.

화장을 깨끗하게 지운다

깨끗하게 지워지지 않을 경우에는 피부 표면이나 모공 속에 화장품의 찌꺼기가 남아서 피부 트러블을 일으킬 수 있고, 막힌 모공은 피부의 호흡을 방해하여 피부 기능을 악화시킬 수 있다.

오렌지 팩 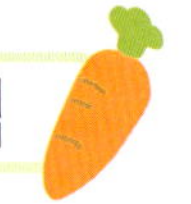

만드는 방법

❶ 오렌지는 갈아서 2스푼을 준비하여 밀가루 1스푼과 섞는다.

❷ 요구르트를 부어 농도를 조절한다.

사용방법

❶ 세안한 얼굴에 거즈를 덮고 그 위에 팩을 바른다.

❷ 20분 정도 지난 후 거즈를 걷어내고 미지근한 물로 씻어낸다.

❸ 찬물로 마무리를 한다.

효능 오렌지는 피부를 촉촉하게 하고 잡티를 제거해 주어 미백 효과가 뛰어나다.

재료
오렌지, 밀가루,
요구르트

레몬 팩 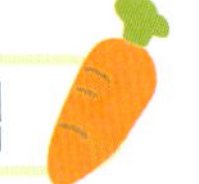

만드는 방법

❶ 레몬은 즙을 내서 1스푼을 준비한다.

❷ 약쑥을 더운물에서 우린 것을 100㎖ 정도 준비한다.

❸ 약쑥 우린 물에 레몬즙을 섞는다.

❹ 밀가루를 넣어서 농도를 조절한다.

사용방법

❶ 깨끗하게 세안한 얼굴에 팩을 골고루 펴 바른다.

재료
레몬, 약쑥,
밀가루

❷ 20분 정도 지난 후에 미지근한 물로 씻어낸다.

❸ 찬물로 마무리한다.

효능 레몬은 산성이 강하여 수렴작용이 있으므로 모세혈관을 튼튼하게 해 주고 피부를 맑고 하얗게 만들어 준다.

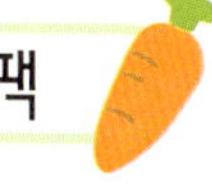

키위팩

만드는 방법

❶ 키위와 오이를 강판에 갈아서 1스푼씩 준비한다.

❷ 키위와 오이를 섞은 다음 밀가루를 부어 농도를 조절한다.

사용방법

얼굴에 바르고 20분 정도 지난 후 찬물로 세안을 하여 마무리한다.

효능 키위는 기미와 잡티를 없애는데 효능이 있어서 미백에도 좋으며, 오이는 보습 효과가 있어서 피부가 탱탱해진다.

재료
키위, 오이, 밀가루

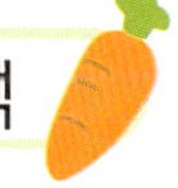

우유팩

만드는 방법

밀가루 1스푼에 우유를 적당히 부어 농도를 조절한다.

사용방법

얼굴에 펴 바르고 15분 정도 지난 후에 미지근한 물로 헹군다.

효능

얼룩이 심한 얼굴에 미백 효과가 있다.

재료
우유, 밀가루

살구팩 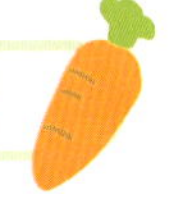

만드는 방법

살구씨 가루 1스푼에 우유를 부어 농도를 조절하여 걸쭉하게 만든다.

사용방법

세안한 얼굴에 골고루 펴 바른 후 20분 정도 지난 뒤 찬물로 씻어낸다.

효능

기미와 주근깨가 있는 얼굴의 미백에 효과가 있다.

딸기팩 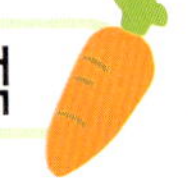

만드는 방법

❶ 깨끗이 씻은 딸기 2~3개를 강판에 갈아 즙을 만든다.

❷ 요구르트 1스푼을 넣어 섞는다.

❸ 밀가루를 적당히 넣어 농도를 조절한다.

사용방법 ❶ 세안한 얼굴에 펴 바른다.

❷ 15분 정도 지난 후에 물로 씻어낸다.

효능 딸기에 들어 있는 비타민과 과일산이 피부를 하얗게 만들어 주며, 각질이 잘 떨어져 나가게 한다.

복숭아꽃팩 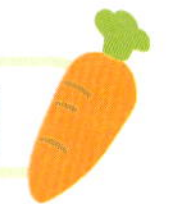

만드는 방법

복숭아꽃잎을 곱게 찧어서 팩 재료로 만든다.

사용방법 ❶ 세안한 후 기미나 주근깨가 있는 얼굴 부위에 펴 바른다.

❷ 15분 정도 후에 찬물로 씻어내 마무리한다.

효능 기미 · 주근깨를 감소시켜 하얀 얼굴로 만들어 주는 효능이 있다.

달걀팩 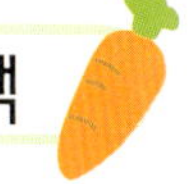

만드는 방법

달걀 노른자에 밀가루를 섞어 걸쭉하게 만든 다음 녹차가루를 뿌려서 달갈 노른자의 냄새를 약하게 한다.

사용방법

❶ 클렌징 크림이나 비누로 깨끗이 닦은 얼굴에 스킨과 로션을 가볍게 바른 후 팩을 골고루 펴 바른다.

❷ 20분 후 달걀이 완전히 마르면 더운물로 씻어내고 찬물이나 화장수로 마무리한다.

효능 달걀 노른자는 피부에 탄력을 주고 미백 효과가 좋다.

| 하얀 얼굴을 위한 세안수 |

아침저녁으로 세안수를 써서 세안하면 맑고 투명한 뽀얀 얼굴로 자신을 더 한층 예쁘게 표현할 수 있다. 클렌징 한 다음에 사용하면 더욱 더 효과가 있다.

♥♥ 콩가루 세안수

콩에 함유되어 있는 미백성분이 피부를 하얗게 해주고 각질 제거 기능이 뛰어나다.

비누나 클렌저로 세안한 다음 스팀 타월로 모공을 충분히 열어준다.

콩가루를 1스푼 정도 덜어서 미지근한 물에 풀어서 세안을 한 다음 찬물로 마무리한다.

♥♥ 쌀뜨물 세안수

쌀을 두 번째 씻은 쌀뜨물로 아침저녁에 세안한다. 쌀뜨물에는 미백 효과에 가장 좋은 비타민 E가 녹아 있어 여드름 예방과 미백 효과가 탁월하다. 또한 피부 세포를 활성화시켜 기미나 주근깨가 생기는 것을 억제한다

♥♥ 녹차 세안수

녹차 티백을 미지근한 물에 담가 우려 낸다. 그리고 그 물에 세안한 다. 녹차 우린 물을 냉장고에 차갑게 보관해두고 사용하 면 모공 수축 효과까지 함께 볼 수 있고, 화장도 잘된다.

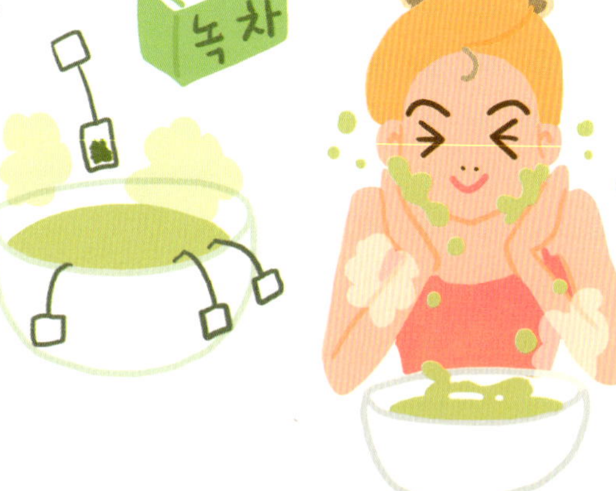

우유로 세안하는 것이 미백을 위해서 좋다는 것은 누구나 다 아는 사실이다. 우유에 들어 있는 단백질 분해효소가 피부 각질을 없애주고, 피부를 부드럽고 촉촉하게 해준다.

세안할 때 주의 사항

외출에서 돌아온 다음에 세안을 할 때나 화장을 지운 후 세안을 할 때에 손바닥으로 피부를 문질러서 닦는 것은 가장 좋지 않은 세안법이다.

올바른 세안법은 클렌징 제품의 거품을 이용하는 것이다. 클렌징 제품을 손바닥에 덜어 거품을 충분히 낸 후 피부에 손바닥 자극을 주지 않도록 주의하면서 세안해야 한다 또한 미지근한 물로 세안한 뒤 찬물로 패팅해서 마무리하는 것이 피부를 보호하는 세안법이다.

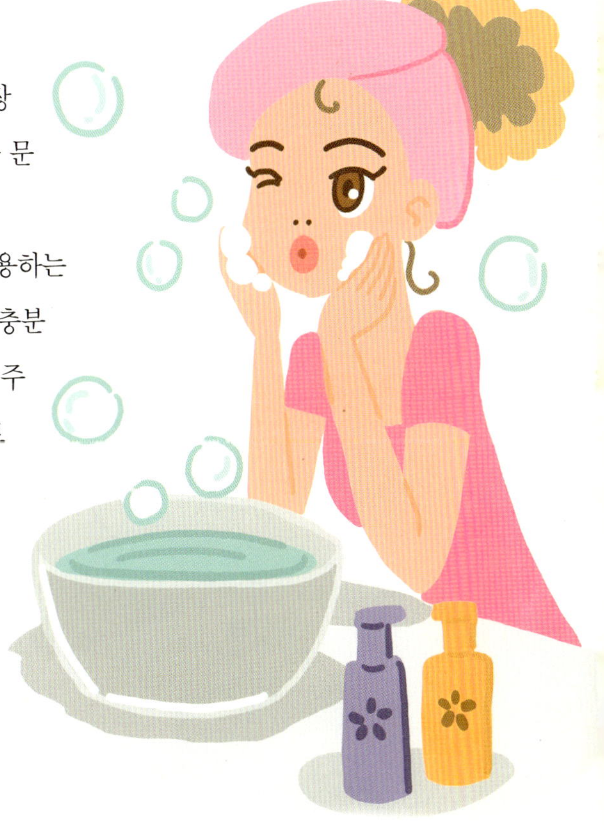

눈 밑 그늘

눈 밑에 어둑어둑 그늘이 지게 되면 실제보다 나이가 더 들어보여 마음에 상처를 입는 일이 있다. 눈 주변은 연약한 조직이라서 피로나 스트레스에 민감하다. 이로 인해 멜라닌 색소가 침착되면서 눈 아래가 검게 보이는데, 다크 서클(Dark Circle)이라고도 하는 눈 밑 그늘은 몸의 피로나 스트레스 등으로 혈액순환이 나빠지면 눈 밑 피부에 울혈이 생기고 이것이 피부 바깥으로 검고 칙칙한 것처럼 보이게 된다. 특히 월경 때는 호르몬의 불균형으로 생기는 경우가 많다.

이러한 눈 밑 그늘을 없애기 위해서는 다음과 같은 방법을 이용해 보자.

녹차 티백을 이용하는 방법인데, 우려내고 남은 녹차 티백을 축축한 상태로 하여 눈 주변에 올려놓는 것이다. 약 15분 정도 올려놓았다가 제거를 하면 눈 밑이 깨끗해진다.

그리고 피부가 얇아서 혈관이 비치는 경우라면 비타민 E를 공급해 주고, 멜라닌 색소가 지나친 경우에는 비타민 C를 공급해 준다. 화장품을 많이 사용하는 경우에는 화장을 옅게 하도록 하고, 혈액순환이 원활하지 않은 경우에는 한의사와 상담을 하여 혈액순환 개선제를 복용하도록 한다.

눈 밑 그늘을 예방하는 방법

① 맵거나 짠 음식, 술, 담배, 커피 등을 삼간다.

② 스트레스와 피로는 쌓이지 않도록 풀어주는 것이 좋다. 가벼운 스트레칭은 혈액순환에 도움이 되어 다크 서클이 생기는 것을 막아준다.

③ 비타민과 무기질이 들어간 식품을 많이 섭취하면 혈액순환이 원활해져 다크 서클을 예방할 수 있다.

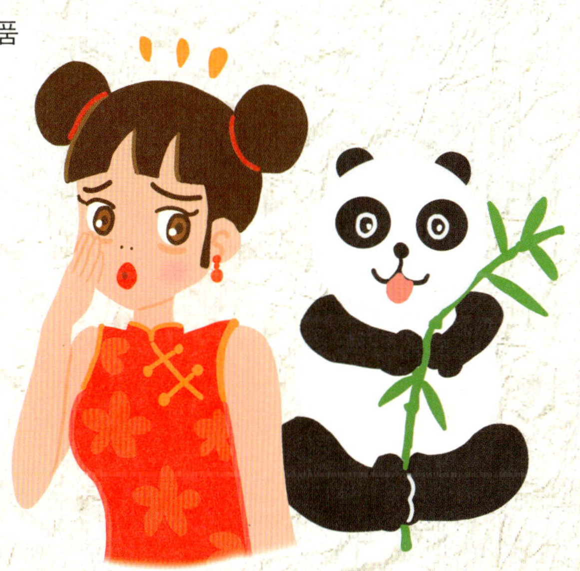

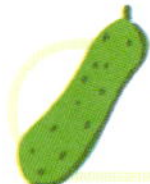

기미가 있어 얼굴이 얼룩얼룩 할 때 **도라지팩**

재료
도라지, 밀가루, 달걀

원인

너무 진한 화장으로 인하여 피부 호흡이 잘 안 되고 있거나 자외선에 심하게 노출되어 기미가 생긴다.

만드는 방법

❶ 도라지 한 뿌리를 잘 말려서 곱게 빻아 가루를 만든 다음 달걀에 갠다.

❷ 밀가루를 부어 농도를 조절한다.

사용방법

❶ 세안한 후 기미가 있는 얼굴 부위에 바른다.

❷ 20분 정도 지난 후 미지근한 물로 헹군 다음 찬물로 마무리한다.

효능 화장독이나 자외선에 의해 생긴 기미를 없애 주는 데 효과가 있다.

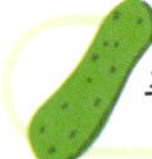

주근깨 때문에 고민스러운 얼굴 **가지마사지**

재료
싱싱한 가지

원인 경락에 화(火)가 잠복해 있거나 햇빛을 많이 받아서 생긴다.

만드는 방법 가지를 깨끗이 씻은 다음 절편을 만든다.

사용방법

❶ 주근깨가 많은 얼굴 부위에 가지 절편을 올려놓고 살살 문지른다.

❷ 가지가 마르면 다시 새 것으로 마사지를 한다.

❸ 주근깨가 있는 부위에서 열감이 있으면 멈춘다.

효능 가지는 주근깨와 검버섯을 줄여주는 효능이 있다.

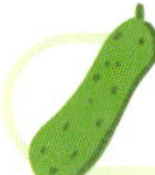 잡티가 얼굴에 가득할 때 **양파팩**

원인 과도한 자외선에의 노출로 인하여 얼굴 피부의 변색으로 기미나 주근깨가 생긴다.

만드는 방법

양파 1개를 잘 다져서 백포도주 1컵을 부은 다음 밀봉상태로 일주일간 어둡고 서늘한 곳에 두었다가 여과지에 걸러서 화장수처럼 사용한다.

사용방법 아침저녁으로 사용한다. 얼굴에 거즈를 덮은 후 양파팩을 화장솜에 묻혀서 가볍게 잡티가 있는 부위를 두드려 준다.

효능 햇빛으로 인한 잡티를 제거하는 데 효과가 있다.

> **재료**
> 양파, 백포도주

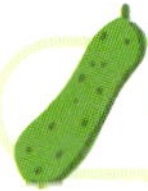 **여드름 때문에 외출하기 싫어요**

원인

신진대사의 불균형이나 과도한 영양 섭취 등으로 어렸을 때 생겨난 여드름이 잘 없어지지 않는다.

만드는 방법 메밀가루 1스푼을 무즙에 개어 농도를 조절하여 만든다.

사용방법

❶ 저녁에 잠자기 전에 세안을 깨끗이 한 후 여드름이 있는 부위에 바른다.

❷ 팩이 마르면 미지근한 물로 헹군다.

> **재료**
> 메밀, 무

효능 메밀 속에 들어 있는 회분 성분은 피부 세포를 튼튼하게 해주고 모

세혈관을 건강하게 만들어 주기 때문에 상처가 나기 쉬운 여드름

피부에 좋다. 특히 여드름을 짜고 난 자리에 메밀팩을 해주면 진정

효과가 있다.

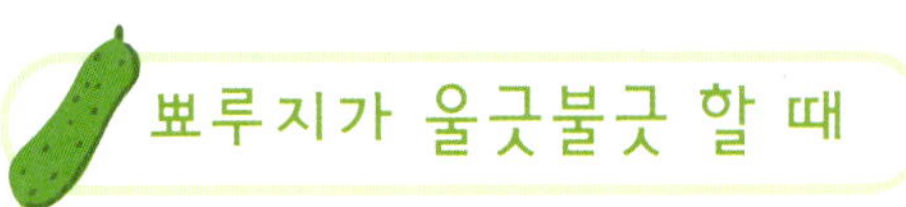

뽀루지가 울긋불긋 할 때

1 모과를 우려낸 물 1/2컵을 준비한다.

2 1에 밀가루 1/2스푼을 넣어 잘 섞은 다음 양배추 간 것 1스푼을 넣고 잘 섞는다.

3 깨끗이 세안한 다음 뽀루지가 있는 부위에 팩을 바른다.

4 20분 정도 지난 후 맑은 물로 씻어낸다.

효능 모과는 모공 수축 효과가 있고, 양배추의 유황성분이 뽀루지 완화작용을 한다.

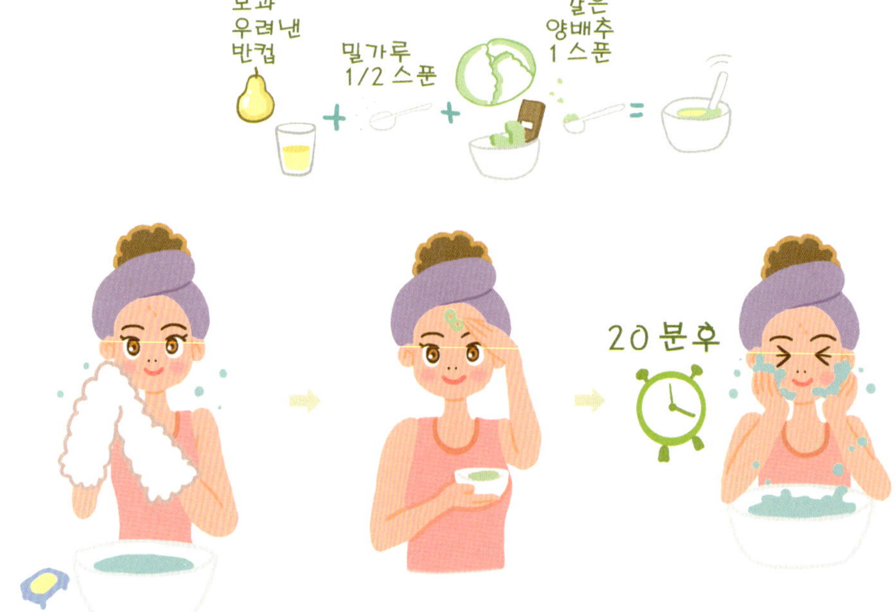

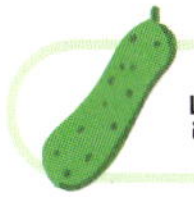 넓은 모공을 수축시키고 싶을 때 **율피팩**

만드는 방법

율피가루와 우유를 3 대 1분량으로 잘 섞는다.

사용방법

❶ 세안한 얼굴에 골고루 펴 바른다.

❷ 15분 정도 지난 뒤 미지근한 물로 잘 씻어낸다.

효능

율피에 풍부하게 함유된 타닌 성분은 보기 흉하게 넓어진 모공 수축에 좋다.

재료
율피, 우유

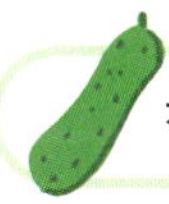 건조한 피부를 탱탱하게 하고 싶을 때 **감잎팩**

만드는 방법

감잎차(티백)를 뜨거운 물에 우려내어(약 $50\,ml$) 식힌 뒤 해초가루 1/2 스푼을 넣어 걸쭉하게 농도를 조절한다.

사용방법

얼굴에 거즈를 덮고 그 위에 붓으로 펴 바른다.

효능

감잎은 수분 공급과 염증 완화에 탁월한 효과가 있어 건성 피부에 좋다.

재료
감잎차(티백)
우린 물 $50\,ml$,
해초가루 1/2
큰 스푼

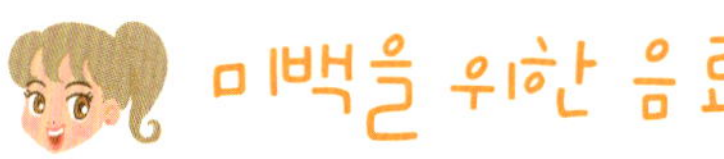

♥♥ 미백을 위한 과채즙

레몬 1/2쪽, 사과 1/2쪽, 파인애플 100g, 파슬리 30g을 준비하여 믹서에 넣어 곱게 갈아 주스를 만들어 마시면 비타민이 풍부한 과채들 때문에 얼굴에 검은 반점이 나타나기 시작할 때나 자외선으로 칙칙해진 얼굴에 미백 효과가 있다.

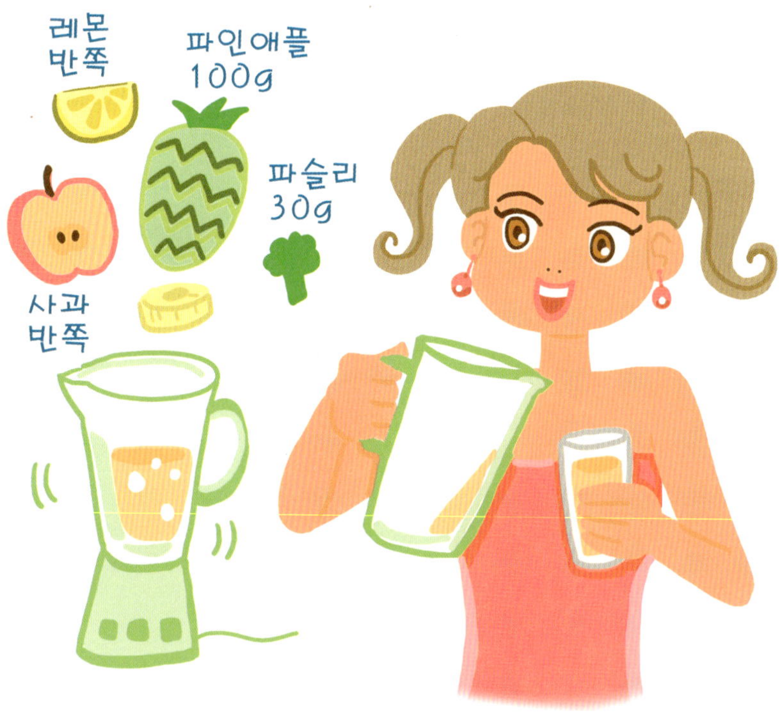

♥♥ 우유에 콩가루를 타서 마신다

우유에 콩가루를 타서 아침에 먹으면 피부 미백에 효과가 있다.

♥♥ 토마토주스

토마토에는 무기질과 비타민이 많이 들어 있어서 햇빛 때문에 생길 수 있는 얼굴의 화끈거림이나 자외선으로 인한 피부의 변색을 막아줄 수 있다. 자외선 차단을 위한 음료로 토마토주스를 마시면 효과를 볼 것이다.

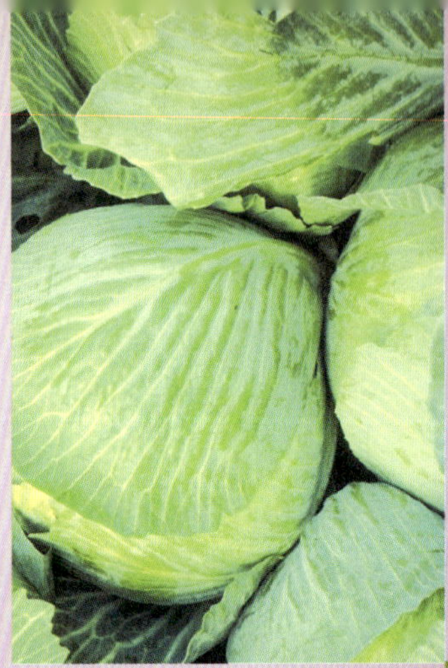

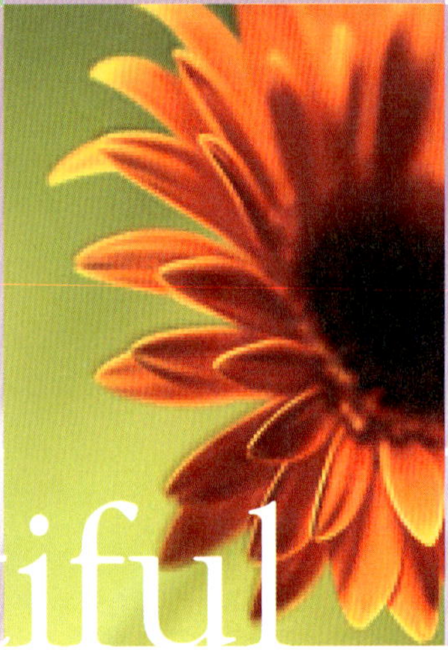

beautiful

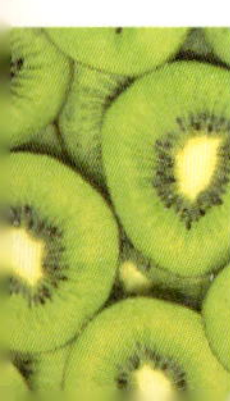

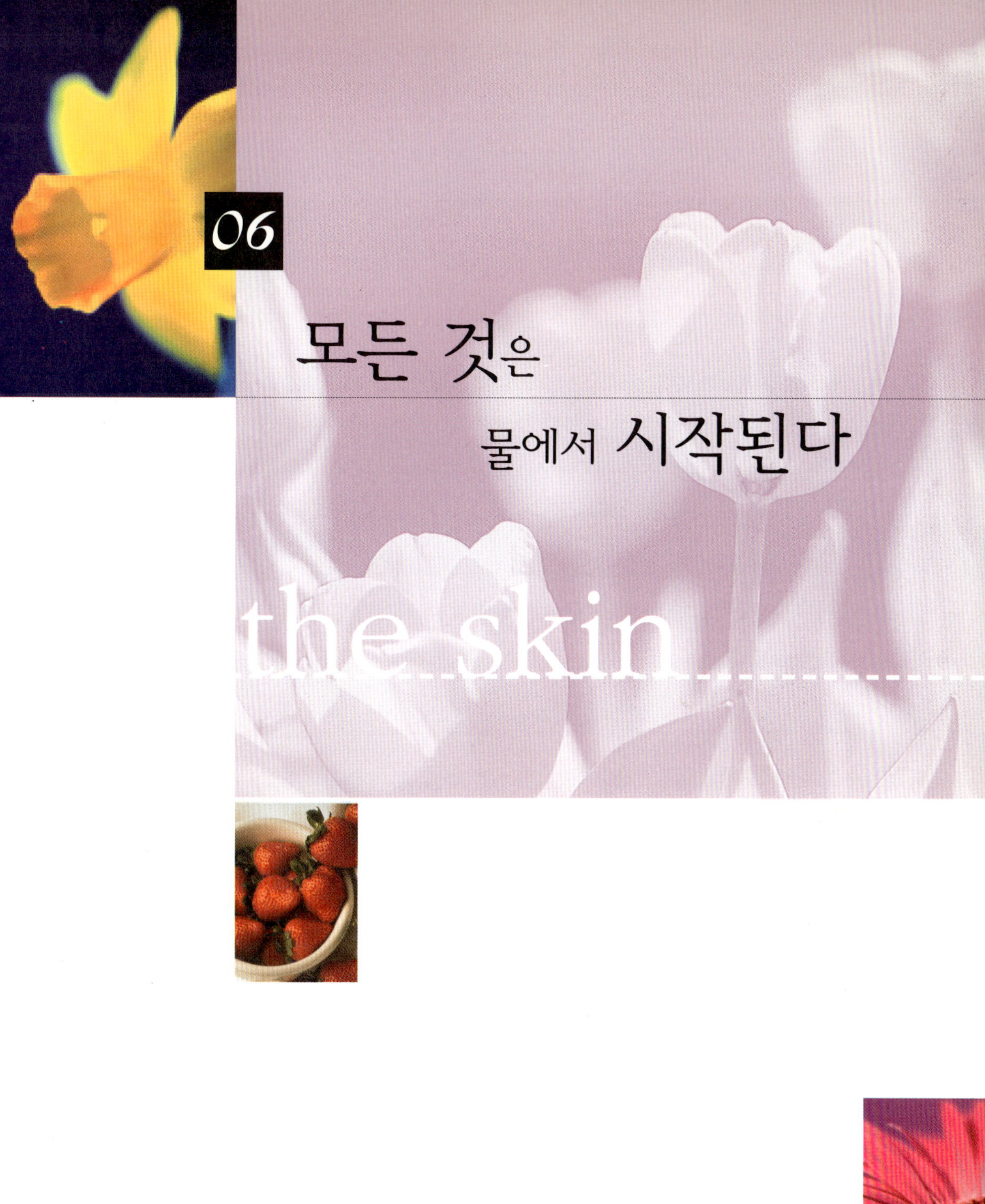

모든 것은 물에서 시작된다

the skin

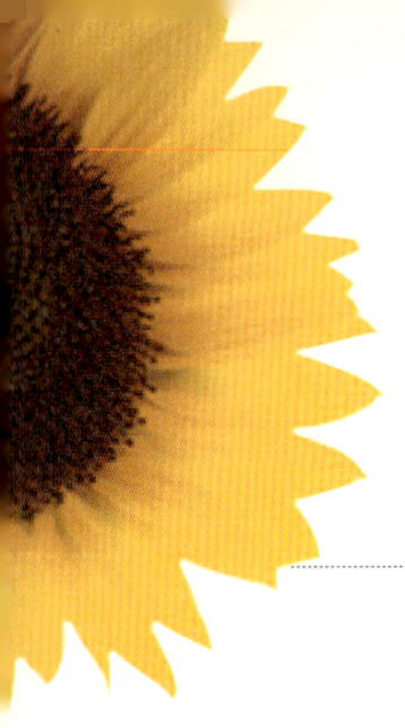

6. 모든 것은 물에서 시작된다

지금까지의 설명으로 노화 방지나 피부 미백에 수분의 역할이 얼마나 큰 지 알 수 있었다. 수분 조절이 잘 안 되면 피부는 어느덧 노화현상을 일으키게 되고 칙칙하고 볼품없는 얼굴로 되어 버린다.

오랜 가뭄으로 인하여 논에 물이 부족하여 땅이 척박하게 되는 것처럼 피부 역시 수분이 부족하면 거칠고 윤기가 없어지는 것은 같은 원리인 것이다. 이렇듯 중요한 수분, 즉 물에 대해서 좀 더 자세히 알아보자.

물이란?

오래 전에 살았던 인류의 역사를 살펴보면 물이 만물의 근원이라고 생각하였던 철학자들이 꽤 많았다. 생명의 기원도 물에서부터 비롯된다고 생각한 과학자도 있었고, 동양의 철학에서도 물은 만물을 만들어 내는 원동력인 동시에 근본 물질이라고 여겨 왔다.

사람들은 물을 소홀하게 여기는 경향이 있지만 자세히 알고 보면 물처럼 중요한 요소도 드물다. 만약에 물이 없다고 가정해 보자. 사람들은 얼마나 물을 마시지 않고 버틸 수 있을까?

천지가 창조되고 그 안에서 인류가 태어났으며 그 인류는 하늘에서 내리는 물과 땅에서 나오는 곡물로서 그 생명을 유지해 왔음을 잊어서는 안 될 일이다. 물에도 종류가 많은데 그 몇 가지만 알아본다면 다음과 같다.

물의 종류(『동의보감』에 수록된 물의 종류 중에서)

❶ **정화수** : 새벽에 처음 길은 우물물. 정화수에는 하늘의 정기가 몰려 떠 있기 때문에 음(陰)을 보하는 약을 달여 오래 살게 하는 알약을 만드는데 사용했다. 이 물의 맛은 마치 눈이 녹은 물처럼 달며 독이 없다.

❷ **한천수** : 찬 샘물, 좋은 우물물을 말한다. 우물물을 새로 길어 독에 붓지 않은 상태를 말하며, 새로 길어온 물은 맑고 아무것도 섞이지 않았기 때문에 약을 달이는 물로 사용했다.

❸ **추로수** : 가을철의 이슬을 받은 물. 가을철 아침해가 뜨기 전에 이슬을 받아 모은 물로 얼굴빛을 윤기 있게 해주는 물이다. 이 물을 쟁반에 받아서 먹으면 오랫동안 살 수 있고 배도 고프지 않다고 하였다.

❹ **동상** : 겨울철에 내린 서리. 술을 마신 뒤의 여러 가지 열, 얼굴이 벌겋게 되는 것, 여름철에 돋은 땀띠가 낫지 않고 벌겋게 짓무르는 등 열로 인한 질병을 치료할 때 쓰면 효과적이라고 한다.

❺ **지장수** : 누런 흙물. 여러 가지 중독으로 답답한 증상을 풀어준다.

❻ **춘우수** : 음력 정월에 처음으로 내린 빗물. 음력 정월에 처음으로 내리는 빗물을 그릇에 받아서 약을 달여 먹으면 양기가 위로 오른다고 전해지는 물이다.

❼ **매우수** : 매실이 누렇게 익을 때에 내린 빗물. 이 물로 헌데와 옴을 씻으면 흉터가 생기지 않게 낫는다 하였으며, 옷의 때를 없애는 잿물과 같다고 하였다.

❽ **감란수** : 몹시 휘저어서 거품이 생긴 물. 물을 한 말 정도 크기의 큰 동이에 부은 다음 바가지로 그 물을 퍼 올렸다가는 쏟고 퍼 올렸다가는 쏟기를 반복한다. 물 위에 구슬 같은 물거품이 5000~6000개 정도 생길 때까지 하여 쓴다.

❾ **옥정수** : 옥이 있는 곳에서 나오는 샘물. 오랫동안 장복하면 몸이 윤택해지고 머리털이 희어지지 않는다고 한다. 산사람들이 오래 사는 이유는 옥돌의 진액인 옥정수를 먹기 때문이라는 전설도 있다.

❿ **증기수** : 밥을 찌는 시루 뚜껑에 맺힌 물. 머리카락을 자라게 하고 이 물로 머리를 감으면 머리카락이 빽빽하게 나오며 까맣게 되고 윤기가 돈다.

물과 사람

사람의 몸은 여러 가지 많은 요소들로 구성되어 있다. 그 중에서도 물이 차지하는 비율은 높은 편이다. 사람의 몸 전체 가운데 약 70% 정도가 물로 구성되어 있고, 장기나 기관별로 보면 간과 폐는 86%가 물이며, 뇌와 심장 그리고 근육 등은 75%가 물이고, 신장과 혈액은 83%가 물이며, 세포의 경우에 거의 90%가 물로 되어 있다.

사람의 몸 속에서 물이 하는 일

❶ 체조직과 체액구성의 중요한 구실을 한다.

❷ 체내의 혈액순환을 돕는다.

❸ 여러 가지 용매로서 영양소를 용해시켜 소화 흡수를 용이하게 도와준다.

❹ 영양소를 각 조직으로 운반하고, 노폐물을 세포로부터 걸러내어 배설시키는 역할을 한다

❺ 장운동을 활발하게 해준다.

❻ 신경기능을 조절한다.

❼ 피로를 회복시킨다.

❽ 숙취 해소에 효과적이다.

❾ 체내 수분은 윤활유 역할을 한다. 예를 들면, 침은 음식물을 미끄럽게 하여 잘 삼킬 수 있게 하고 골격 주위에 있는 관절활액은 관절을 매끄럽게 한다.

❿ 체온을 조절한다. 물이 체온과 상관성을 가진 것은, 체온은 몸 속 음식물의 산화에 의하여 올라가며 또 여러 경로를 통하여 떨어지게 된다. 즉 오줌과 대변으로 배설, 폐로부터 증발, 방열과 전도 등으로 체온을 내려가게 한다.

| 물과 피부 |

물은 사람의 생명현상을 유지하기 위하여 반드시 필요한 요소이며, 신체 성분의 2/3 이상은 물로 구성되어 있어서 절대적으로 필요하다. 물은 영양소를 소화시키고 흡수시키며, 노폐물을 배설시키기도 한다. 또한 체온조절을 하며, 그 밖에 관절과 같은 부위를 부드럽게 움직이게 하기 위한 작용도 한다.

좋은 물을 마시는 일은 건강을 지키는 비결이기도 하지만 피부 미용에서도 물과 단백질은 밀접한 관계를 가지고 있다. 피부 각질층은 건강한 상태일 경우 12~20%의 수분을 품고 있다. 만약 그 수분이 10% 정도만 될 때는 피부가 건조해지고 윤기와 탄력도 없어져 잔주름이 생기고 거친 피부가 되는 원인이 되어 노화를 촉진하기도 한다.

수분은 건강하고 매끄러우며 탄력 있는 아름다운 피부를 유지하는데 중요한 역할을 한다. 또 피부의 70%가 수분으로 이루어져 있어서 피부의 수분을 어떻게 관리하느냐에 따라서 노화를 억제시키면서 아름다운 피부를 유지할 수 있느냐가 결정된다.

물이 인체에서 하는 역할로는 혈액을 맑게 해주며, 혈액순환을 원활하게 해주고 모세혈관의 작용을 촉진시킨다. 또한 림프액을 활성화하고 체액을 조절하며, 산과 알칼리의 평형을 갖게 하고 생리적 포도당을 생성시킨다.

사람은 누구나 항상 팽팽하고 윤기가 흐르는 아름다운 피부를 갖길 원한다. 그러나 주름과 거친 피부의 가장 큰 원인은 피부 각질층으로부터의 수분 상실에 있다. 대부분 여성들은 주름을 방지하기 위하여 유분이 많은 제품들을 사용하고 있다. 그러나 실제로 가장 큰 요인은 수분 부족에 있다는 사실을 알아야 한다.

피부는 다른 조직보다 물이 다소 많이 들어 있는 조직이다. 따라서 피부를 싱싱하게 유지하려면 무엇보다도 물이 충분하게 공급되어야 한다.

| 어떤 물을 마셔야 할까? |

몸에 좋은 물은 안전하고 중성을 띠며, 미네랄과 산소가 풍부한 물이다.

| 수분 보충을 위한 스페셜 케어 |

피부 관리를 위해 수분 부족 현상을 막기 위해서는 물에 대한 특별한 생각을 갖고 있는 것이 중요하며, 이러한 인식을 가지고 자신의 피부를 위한 행동을 실천해야 한다. 처음에는 지키기가 쉽지 않지만 일단 습관이 되면 아주 편한 마음으로 자연스럽게 피부 관리를 할 수 있다.

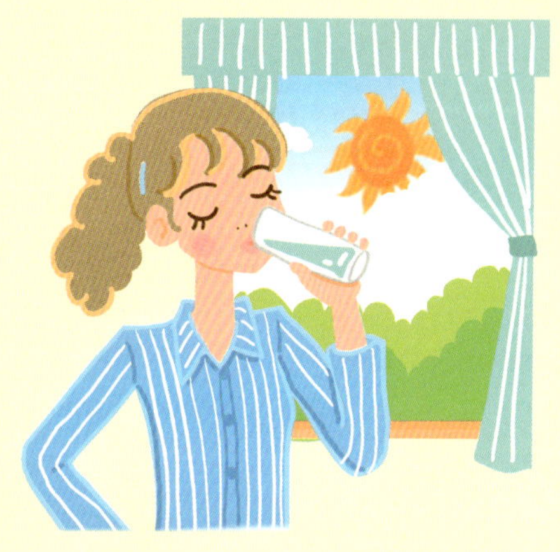

❶ 아침에 일어나면 생수를 1컵 마신다

사람은 밤에 잠을 자는 동안에도 수분이 빠져나간다. 약간의 땀을 흘리면서 수분의 방출이 일어나게 되므로 아침에 일어나면 밤 사이 빠져나간 물을 보충해 주는 것이 좋다. 또한 밤사이 잠잠해진 오장육부의 활동을 활발하게 시작하는 의미에서도 물 한 잔은 중요한 의미가 있다.

❷ 낮에도 1000㎖ 이상의 물을 마신다

낮에 활동을 하다보면 소변이나 땀 등으로 배출되는 수분의 양이 참으로 많다. 그러므로 부족해진 수분을 보충하기 위해서는 수시로 물을 마셔야 한다.

❸ 술이나 담배는 절대로 하지 않는다

얼핏 생각하면 술은 수분이 많은 것으로 생각하기가 쉽다. 하지만 술은 수분과 함께 알코올이라는 것을 함유하고 있기 때문에 일반적으로 우리가 마시는 생수와는 근본적으로 다르다. 알코올은 사람의 몸 속에 들어가서 열을 만들어 내기 때문에 수분의 증발과 배설을 유도하게 되어 있다. 술을 마시는 순간에는 수분이 공급되는 것 하지만 알코올을 끌고 몸 속으로 들어간 술은 간으로 하여금 알코올 분해라는 특별한 일을 하게 하여 술을 통해 들어온 수분보다 더 많은 수분을 필요로 하여 결국에는 몸 속에 들어 있는 수분까지도 활용하여 알코올을 분해하는데 사용하게 되어 수분 부족을 초래하게 된다.

흡연은 그 자체로 열을 들이마시는 상태가 되므로 수분을 많이 증발시키게 된다. 우리 몸 안에서 수분을 전신으로 산포시키는 작용을 하는 기관은 폐인데, 담배로 인하여 폐로 들어온 열기는 곧바로 수분을 증발시키기 때문에 역시 수분 부족을 초래하게 된다.

❹ 실내 습도가 건조해지지 않게 한다

실내 온도가 높고 또 건조해지면 피부에 들어 있는 수분은 쉽게 증발된다. 그래서 항상 일정한 습도를 유지하는 것이 중요하다. 피부의 수분이 방출되지 않는 정도의 실내 습도를 유지해야만 건조하지 않은 촉촉한 피부를 유지할 수 있다.

❺ 짠 음식을 먹지 않는다

염분의 섭취가 많으면 수분의 부족 현상을 초래할 수 있다. 염분이 체내에 많이 들어가게 되면 그 농도를 줄이기 위해서는 많은 수분이 필요하기 때문에 짠 음식을 많이 먹게 되면 피부 속의 수분까지도 빼앗기게 되므로 되도록 음식을 먹을 때에 짜지 않게 먹어야 한다.

❻ 과일이나 야채를 많이 먹어야 한다

육류보다는 과일이나 야채에 수분이 많이 들어 있으므로 식사 때에는 과일과 야채를 많이 먹는 것이 좋다. 일부러 생수를 마시기보다는 과일이나 야채를 먹는 것이 훨씬 편하게 수분 보충을 하는 방법이기도 하다.

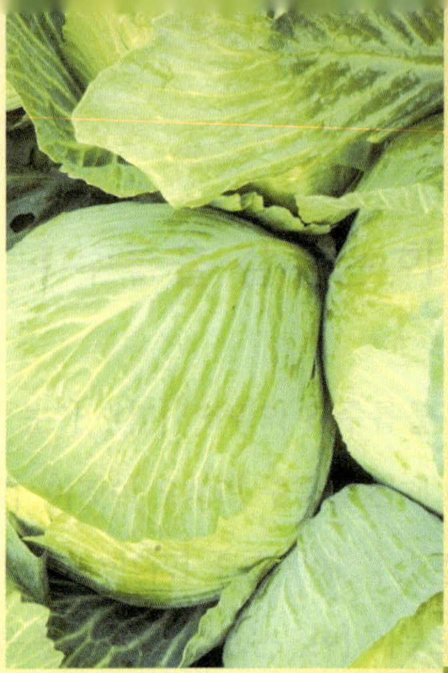

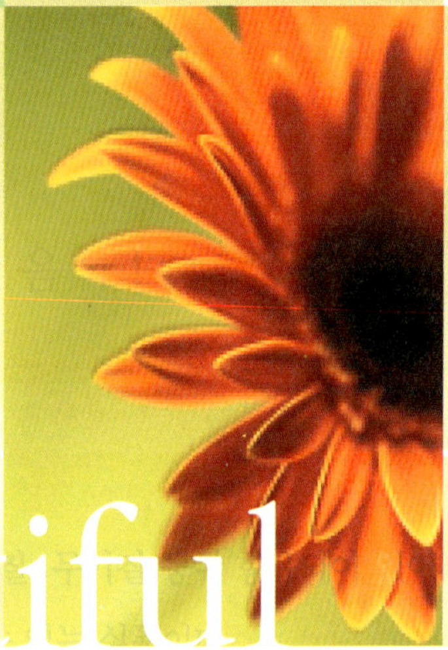

beautiful

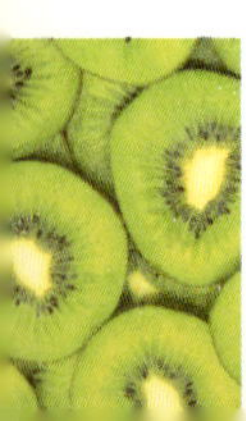

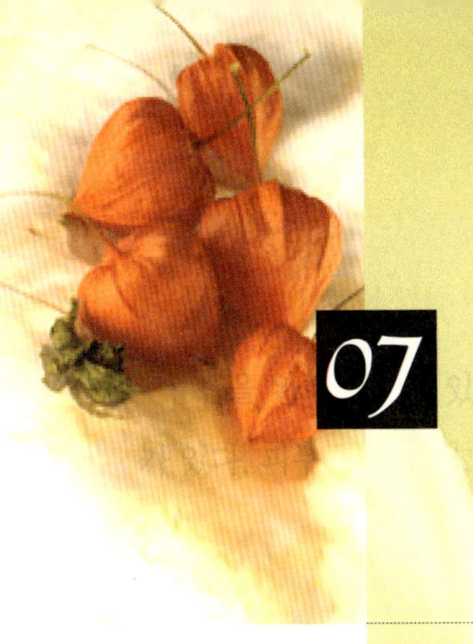

07

천연재료를
이용한 한방자연화장품

the skin

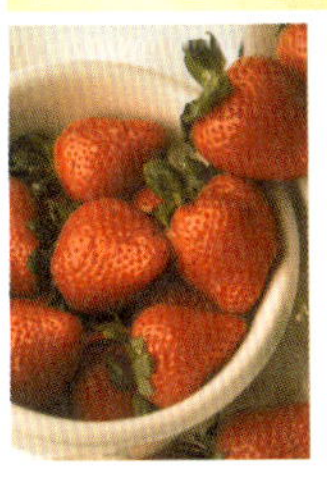

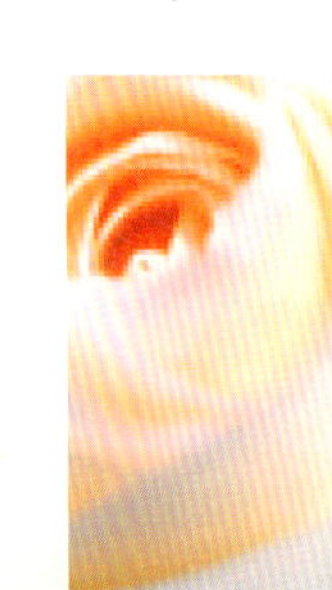

7. 천연재료를 이용한 한방자연화장품

여성은 사춘기가 지나고 어엿한 여성으로서 자기 자신을 표현하기 위해 화장을 하기 시작한다. 화장을 하면서부터 화장품이라는 것을 구입하게 되는데, 화장품을 구입하는 과정이 매우 복잡하다. 선택에서부터 구매에 이르는 과정에는 상당히 많은 고민이 뒤따른다. 자신의 피부에 가장 적합한 화장품을 사용하여야 하기 때문이다.

그러나 많은 여성들이 화장품을 사용하고 나서부터 피부에 대한 여러 가지 고민들을 털어 놓게 된다. 화장품을 사용하는 여성들이 화장 방법이나 제품의 사용 목적 또는 제품의 특성을 잘 알지 못해서 피부 트러블을 호소하는 경우가 종종 있다.

또한 화학성분으로 구성된 화장품을 오용하거나 남용하다 보면 역시 피부에는 별로 도움이 안 되는 경우도 많다. 그래서 화장품 회사들마다 자연화장품이니 천연화장품이니 하는 제품을 만들어 내는 것이다.

사람은 자연과 친화하려는 경향이 있으므로 인공적인 화학성분의 화장품보다는 천연재료로 만들어진 화장품이 피부에 적합하다. 비싸게 구입한 외제 화장품보다는 내 손으로 만든 화장품으로 피부 관리를 해본다면 그 의미는 더욱 클 것이다.

사람의 몸은 소우주라고 하는 학설이 있다. 이것은 사람의 몸 속에서 일어나는 여러 가지 신진대사들이 우주의 움직임과 흡사하기 때문이다. 대자연의 순환 법칙이 인체에도 똑같이 적용되므로 사람의 몸은 자연의 순환에 순응할 때에 질병이 안 생겨 건강을 유지한다. 그래서 사람의 몸은 항상 인공적인 것보다 자연적인 것에 훨씬 잘 적응을 하게 된다.

피부를 위한 화장품도 마찬가지이다. 인공이 가미된 화학성분의 화장품보다는 자연에서 나오는 천연재료들이 훨씬 피부와 친숙한 것이다. 그런 까닭에 화장품 제조업체들은 앞을 다투어 천연재료를 이용한 화장품을 선보이는 것이다. 사람의 피부에 화학성분보다는 천연물질들이 더 잘 맞는다는 것을 알고 있기 때문이다.

천연재료를 이용한 화장품에 한방 이론을 함께 활용하여 피부에 사용한다면 그 효과는 기대 이상으로 증대될 것이다. 자신의 피부를 알고 그 피부에 맞는 천연재료 화장품을 사용한다면 피부에 이보다 더 좋을 수는 없을 것이다.

| 세안수 |

깨끗한 세안이 피부 관리의 시작이다. 세안에서부터 문제가 생기면 나머지 관리들이 빛을 내기 어렵다. 각종 공해에 찌들고 화장품에 찌든 피부를 깨끗하게 닦아내기 위해서는 부작용이 없으면서 피부를 개선시킬 수 있는 세안수를 활용하는 것이 좋다.

세안이 깨끗이 되어야만 팩이나 화장수 등을 사용해도 그 효과가 더욱 좋게 나타난다. 깨끗하지 못한 세안 후에 다른 화장품을 사용하게 되면 피부 관리는 엉망이 되기 쉽다. 이물질들이 피부에서 제거되지 않은 상태이기 때문에 팩이나 화장수를 사용해도 제대로 흡수가 되지 않고 각질 등이 제대로 제거되지 않기 때문이다.

내 피부에 맞는 세안수를 잘 골라서 사용한다면 세안만으로도 피부 미인이 될 수 있으므로 세안에 중점을 두어야 한다.

| 팩 |

팩을 만드는 방법에 대해서는 앞에서 이미 설명하였으므로 여기서는 팩에 대한 개념적인 것들만 설명한다.

팩의 효과

❶ 각질을 제거하고 피지를 제거한다 - 맑고 투명한 피부를 만든다.
❷ 모세혈관을 튼튼하게 한다 - 혈액순환을 개선하여 탱탱한 피부로 만든다.
❸ 수분을 공급하여 촉촉한 피부로 만든다.

팩의 분류

여러 가지가 있을 수 있으나 팩을 사용하는 목적에 따른 분류와 팩을 사용하는 방법에 따른 분류만 소개한다.

❶ 영양팩 : 피부가 거칠거나 건조할 때 영양 공급을 위해서 만들어진 팩으로 달걀 노른자, 올리브유, 벌꿀, 우유 등을 사용한다.

❷ 미백팩 : 자외선에 많이 노출되어 잡티가 많을 때 하얀 피부를 위해서 만들어진 팩으로 야채, 과일, 오이, 살구씨 등을 사용한다.

❸ 수렴팩 : 모공이 넓어졌거나 피지의 분비가 많거나 땀의 분비가 많을 때 이를 억제시키기 위해서 만들어진 팩이다.

❹ 진정 · 보습팩 : 민감성 피부 또는 피부 트러블이 있거나 수분 부족으로 거칠어진 피부에 쓰거나 노폐물을 제거시키기 위해 만들어진 팩으로 녹두, 율무, 과즙, 야채, 밀가루, 생감자 등을 사용한다.

팩을 하는 방법

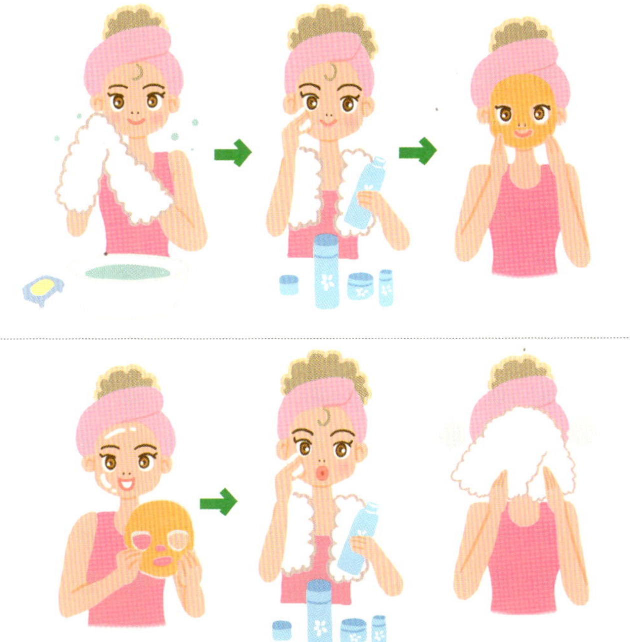

1 일반적인 방법은 깨끗한 물로 세안을 한 다음, 스킨이나 로션 등으로 손질을 하고 팩을 한다. 팩을 제거하고 난 다음에는 기초 손질을 한 번 더 하는 것이 원칙이다. 그리고 팩을 하기 전에 스팀 타월을 이용해 모공을 열어주면 흡수도 더 빠르고 노폐물 제거에도 효과적이다.

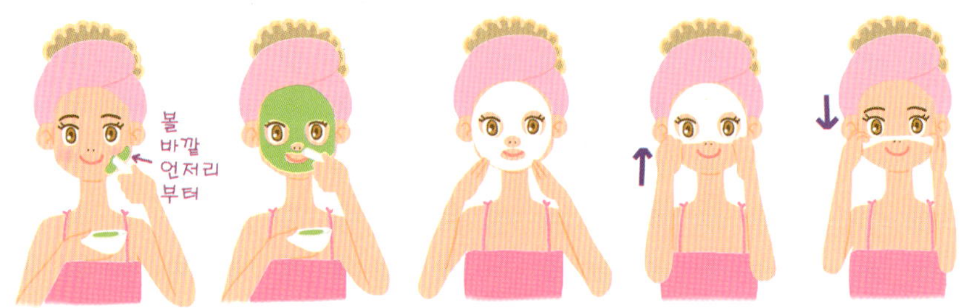

팩을 해서는 안 될 때

❶ 피부 질환이 있을 때　❷ 피부에 열이 있을 때

❸ 가려움이나 따가움 등 이질감이 있을 때　❹ 상처가 난 피부

팩을 할 때 주의 사항

❶ 팩 재료가 내 피부에 적당한가를 알아보기 위해 팔 안쪽 피부에 팩 재료를 발라 테스트를 한번 해본 후 사용한다.

❷ 팩을 하기 전에 반드시 깨끗하게 세안을 한 후 스킨으로 피부를 정리하고 팩을 바른다.

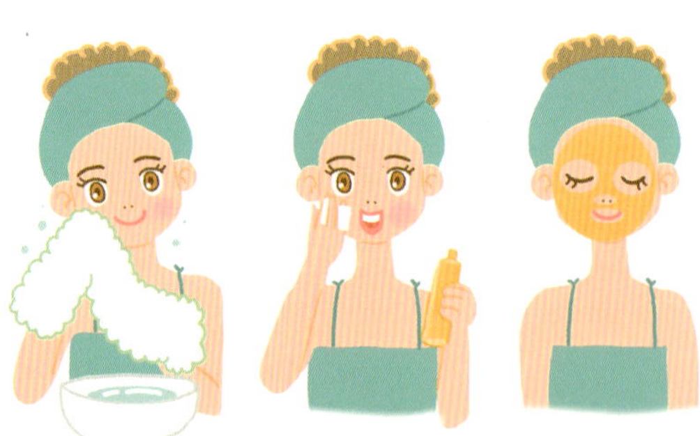

❸ 팩을 바를 때는 얼굴의 피부온도에 따라서 팩제가 마르는 속도가 다르므로 얼굴 부위 중 온도가 가장 낮은 양볼 바깥쪽에서 턱, 코, 이마순으로 적당량을 바른다.

❹ 피부가 얇고 민감한 눈 주위, 입술 주위는 피한다.

❺ 팩을 떼어낼 때는 팩이 피부에 강하게 밀착되어 있으므로 피부에 자극을 덜 주기 위해 솜털이 나 있는 방향인 위에서 아래로 떼어낸다.

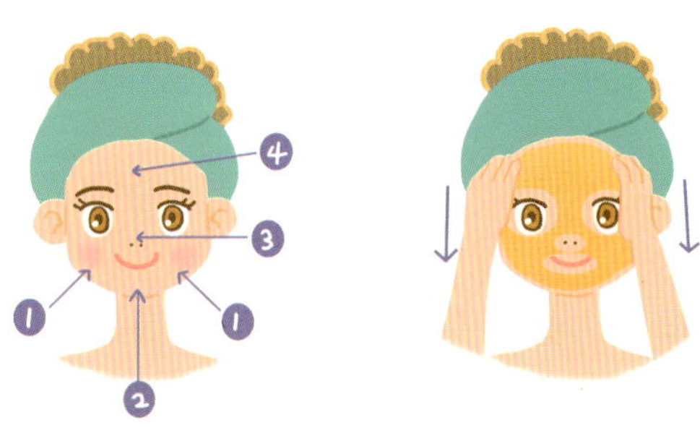
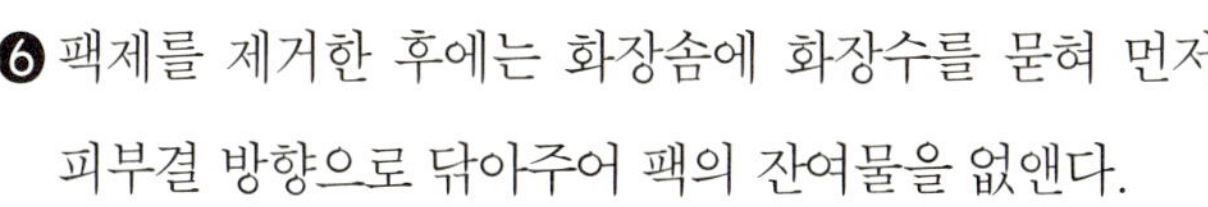
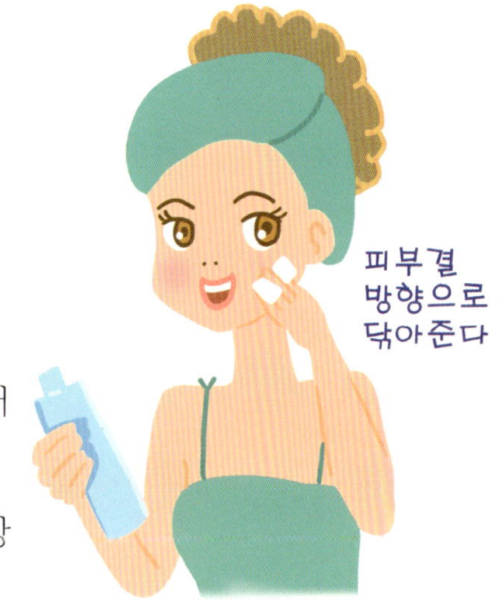

❻ 팩제를 제거한 후에는 화장솜에 화장수를 묻혀 먼저 피부결 방향으로 닦아주어 팩의 잔여물을 없앤다.

❼ 팩을 한 후 1시간 안에는 색조화장은 금물이다. 화장을 하면 팩 효과가 줄어든다.

피부 타입별 어울리는 팩 재료

❶ 건성 피부 : 수분 공급을 충분히 해줄 수 있는 재료를 선택한다.

우유, 해바라기씨, 꿀, 달걀, 밀가루, 바나나, 아몬드, 알로에, 참기름, 해초가루, 요구르트

❷ 지성 피부 : 모공을 깨끗하게 청소해 줄 수 있는 재료를 선택한다.

양배추, 죽염, 굴, 녹차, 사과, 살구씨, 감잎, 해초가루, 파인애플, 율무, 오렌지, 요구르트, 율피, 키위, 오트밀가루

❸ 중성 피부 : 피부의 상태에 따라 재료를 선택한다.

당근, 파인애플, 오트밀가루, 우유, 바나나, 밀가루, 참기름, 포도, 해초가루, 글리세린, 감초, 수박, 사과, 레몬, 꿀, 요구르트

❹ 민감성 피부 : 자극이 적고 보습 효과가 높은 재료를 선택한다.

오이, 바나나, 수박, 감자

효능별 팩 재료

❶ 피부를 하얗게 하고 싶을 때(비타민 C가 화이트닝 효과를 준다)

사과, 배, 딸기, 밀가루, 해초가루, 레몬, 파인애플

❷ 피부 자극 없이 진정시키고 싶을 때(수분과 비타민이 피부를 진정시킨다)

감자, 바나나, 오이, 우유, 수박, 꿀

❸ 모공의 피지를 제거하고 싶을 때 : 양배추, 맥반석가루, 맥주, 감잎, 토마토

❹ 피부에 촉촉함과 영양을 주고 싶을 때 : 달걀 노른자, 바나나, 요구르트, 참기름, 포도, 꿀

체질별 팩 재료

❶ 태양인 : 메밀, 상추, 양파, 포도, 앵두, 모과 등

❷ 소양인 : 호박, 오이, 메주콩, 양배추, 참기름, 토마토, 달걀 노른자, 딸기, 바나나, 구기자 등

❸ 태음인 : 밀가루, 율무, 잣, 가지, 도라지, 들깨, 우유, 호두, 오미자 등

❹ 소음인 : 찹쌀, 감자, 마늘, 시금치, 다시마, 달걀 흰자, 사과, 귤, 인삼, 꿀 등

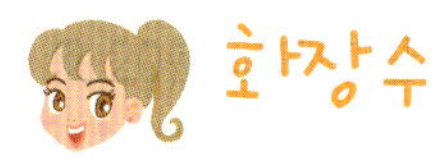 화장수

| 화장수란? |

외출에서 돌아온 뒤나 잠자기 전에 세안을 하거나 또는 화장을 지우게 될 때 세안을 하고 나서 마지막 마무리 단계인 피부 정리와 유·수분의 균형을 맞추는 일이 필요하다. 이 때 필요한 것이 화장수이다.

화장수를 사용하게 되면 세안할 때에 물로 씻어지지 않았던 비누나 클렌징의 잔여 성분들이 깨끗하게 닦여 피부에 이물질이 남지 않게 된다. 또한 수분과 유분을 보충해서 피부를 본래의 상태로 유지할 수 있도록 해주어 피부가 그 기능을 원활하게 할 수 있도록 도와준다.

| 화장수를 사용하게 되면 나타나는 효과 |

❶ 유수분을 보충하여 탱글탱글한 피부가 된다.

세안을 하면 각질층의 수분이 빠져나가 수분량이 부족해지게 되는데 방치할 경우 거칠어지거나 주름이 생기는 등 트러블이 일어난다. 그러나 화장수를 사용하여 피부가 적당한 유·수분을 갖게 되면 촉촉하고 탱탱한 피부가 될 수 있다.

❷ 알칼리성 세안제로 세안을 하면 피부가 알칼리성으로 변하게 되고 피부

가 알칼리성으로 변하면 피부 트러블이 생기기 쉽다. 이 때 화장수가 피부를 약산성으로 조절해서 피부의 균형을 회복시켜 주고, 피부결도 정돈해 주는 역할을 한다.

❸ 피지 분비를 억제시키고 모공을 수축시킨다.

| 화장수의 종류 |

스킨 로션, 스킨 소프너, 스킨 토너, 아스트린젠트 로션, 스킨 프레시너 등으로 표현되는 것들을 화장수라고 한다. 이 밖에도 화장수를 나눌 때에 유연 화장수와 수렴화장수로 크게 분류하여 볼 수 있는데, 사용 목적에 따라 다음과 같은 차이가 있다.

유연화장수

수분과 유분의 보충을 위한 성분이 함유되어 피부의 각질층을 촉촉하고 부드럽게 하면서 다음 단계에 사용할 화장품의 흡수를 도와준다.

수렴화장수

각질층에 수분을 공급하고 모공을 수축시켜 피부결을 가다듬어 준다.

특히 피지의 과잉 분비, 땀의 분비를 억제하는 기능이 있어서 지성 피부 또는 여름철 화장수로 많이 활용된다. 아스트리젠트 로션이 여기에 속한다.

| 화장수 만들기 |

화장수를 만들 때에 기본적으로 필요한 재료로는 증류수와 알코올이 있고, 보습 효과와 수렴 효과를 나타낼 수 있는 재료들이 있다.

알코올은 다양한 성분이 들어 있는 포도주를 주로 사용하는데 소독 및 방부 효과가 있다.

보습 효과를 목적으로 한다면 글리세린이나 꿀을 사용하면 매끄럽고 촉촉한 느낌을 줄 수 있는 화장수를 만들 수 있고, 수렴 효과를 가진 화장수를 만들 때에는 소량의 백반을 사용한다.

포도주 대신 소주를 이용하기도 하는데, 소주는 알코올 농도가 25%가 되므로 소주 1/2병에 증류수를 약 1/3 가량 섞어 사용하면 된다. 알코올 성분이 들어 있는 포도주, 청주, 소주 등 술 종류를 사용하면 술의 좋은 성분이 피부에 좋은 영향을 준다.

집에서 직접 만든 화장수를 보관할 용기는 자외선 차단 기능이 있는 갈색병이나 다 사용하고 난 스킨 로션 병을 사용하면 좋다. 오랜 기간 동안 쓸 수가 없으므로 자주 만들어서 사용하는 것이 좋고, 보통 일주일 간격으로 만들어서 냉장고에 보관하는 것이 좋다.

주름을 펴주고 탱탱한 피부를 유지하는 비결은 화장수를 어떻게 사용하느냐에 따라 달라질 수 있다. 화장수는 얼굴에 바른 후 완전히 흡수될 때까지 두들기며 바르는 것이 좋다. 화장수의 일부분은 흡수되고 일부분이 남아서 피부 겉표면에 돈다면 효능이 없다. 처음 바를 때 한 번은 두드리면서 살짝 바르고 다시 두세 번 정도 두드리면서 바르면 피부에 충분히 흡수될 수 있다. 화장수를 사용하고 나서 따로 스킨이나 로션 등은 사용하지 않아도 된다. 값비싼 영양크림을 바르는 것보다는 화장수를 잘 이용하면 아름다운 피부를 만들 수 있다. 그렇다고 천연재료를 사용하여 만들었다고 해서 과용을 해서는 안 된다. 적당량을 사용하는 것이 피부에 해가 가지 않는다.

| 천연화장품 만들어보기 |

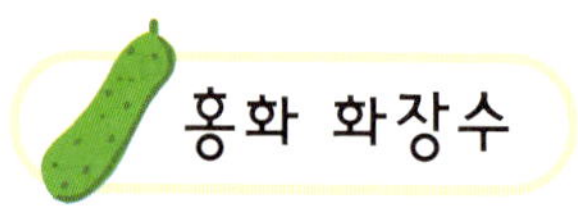 홍화 화장수

재료
홍화잎을 우려낸 물 1스푼, 물 2컵

만드는 방법

❶ 뜨거운 물에 홍화잎을 넣어 우려낸다.

❷ 홍화 화장수를 듬뿍 적신 화장솜으로 얼굴을 살짝 두드리 듯 하며 바른다.

효능 홍화는 피를 맑게 하고 혈액순환을 촉진해 주는 한약재로서 피부를 촉촉하고 윤기 있게 해준다.

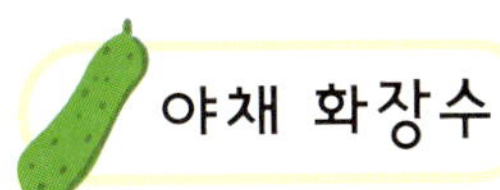

야채 화장수

만드는 법

❶ 껍질을 벗긴 오이 50g, 토마토 50g, 상추 50g을 믹서에 넣고 곱게 간 다음에 여과지에 걸러 맑은 즙을 만든다.

❷ 레몬즙 50m*l*를 섞어서 화장수를 만든다.

사용방법

❶ 깨끗이 세안한 후 화장솜에 묻혀서 기미와 주근깨가 있는 부위에 가볍게 두드려 바른다.

❷ 15분 정도 지난 후에 미지근한 물로 헹군다.

효능 오이에 들어 있는 비타민은 멜라닌 색소의 제거에 효과가 있어서 얼굴의 기미·주근깨를 없애는 데 좋다.

재료
오이, 상추, 레몬즙, 토마토

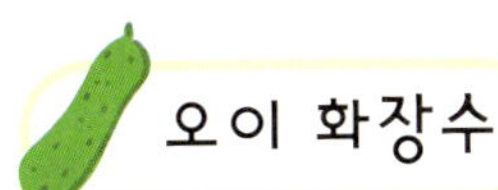

오이 화장수

만드는 방법

❶ 오이를 깨끗이 씻어 물기를 닦아 낸 후 얇게 썰어둔다.

❷ 알코올을 담은 병에 오이를 넣고 4~5시간 동안 둔다.

❸ 병에 커피 필터를 대고 걸러낸 다음 증류수를 넣는다.

❹ 증류수는 걸러낸 오이 농축액의 1/5 정도의 양만 넣는다.

❺ 약간의 글리세린을 넣고 병에 담아 그늘진 곳에 보관한다.

효능 오이는 미백작용과 여드름이나 뾰루지 등의 트러블을 진정시키는 작용, 보습 효과가 뛰어나 피부를 촉촉하고 부드럽게 한다

재료
오이, 알코올, 증류수, 글리세린

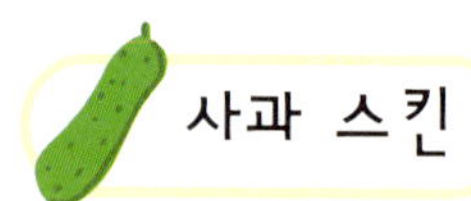

감초 스킨

만드는 방법

❶ 증류수에 감초와 대추를 넣고 잠시 끓인 다음 불을 끄고 식힌다.

❷ 여과지로 감초와 대추를 걸러낸 후 글리세린과 꿀을 섞는다.

❸ 소독된 병에 담아 냉장 보관한다.

효능

감초는 소염작용이 뛰어나고, 진정작용과 상처 치료의 효과도 있어 민감성 피부와 여드름 피부에 좋다

재료

감초 10g, 대추 5개, 글리세린 15m*l*, 꿀 1/5스푼, 증류수

사과 스킨

만드는 방법

❶ 사과는 깨끗이 씻어서 껍질을 깎는다.

❷ 사과 껍질을 잘게 썰어 보드카에 넣고 24시간이 지난 다음 껍질을 걸러 사과보드카를 만든다.

❸ 사과보드카에 준비한 분량의 증류수를 붓는다.

❹ 준비한 분량의 글리세린, 라벤더 에센셜 오일을 넣은 다음 24시간이 지난 후 사용한다.

효능

사과에는 항산화물질이 들어 있어 피부 노화를 방지하고 알레르기 피부에도 좋다

재료

사과 1개, 보드카 100m*l*, 증류수 200m*l*, 글리세린 1/2스푼, 라벤더 에센셜 오일 3방울

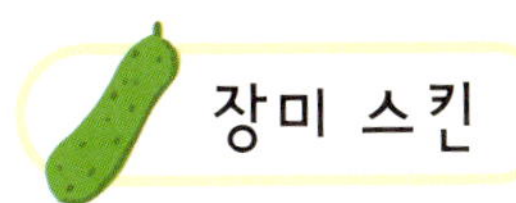

장미 스킨

만드는 방법

❶ 유리 그릇에 백포도주 200㎖를 부어 전자레인지에 넣고 데운다.

❷ 깨끗하게 씻은 장미꽃잎을 따서 포도주에 담는다.

❸ 장미꽃잎 색깔이 탈색되면 꽃잎을 걸러낸다.

❹ 5g 정도의 백반을 넣어 잘 흔든다.

❺ 작은 병에 나누어 담아서 냉장고에 보관하면서 사용한다.

효능 장미는 수렴작용이 있어서 모공 축소에 좋다.

> **재료**
> 장미꽃 1송이, 백반 50g, 백포도주 200㎖

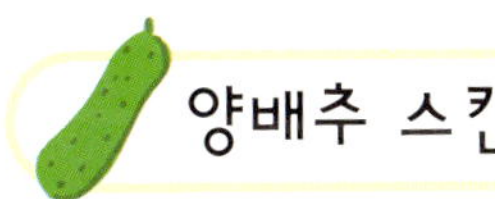

양배추 스킨

만드는 방법

❶ 양배추잎을 깨끗이 씻은 후 잘게 조각을 낸다.

❷ 전자레인지에 데운 포도주에 양배추잎을 넣어 우려낸다.

❸ 양배추잎을 건져내고 율무 1스푼과 감초 3, 4쪽을 넣는다.

❹ 밀봉을 한 후 서늘한 곳에 2개월 정도 보관한 다음 율무와 감초를 걸러내고 스킨으로 사용한다.

효능 양배추는 지성 피부나 여드름 피부에 효능이 있고, 또한 피부의 면역력을 높여준다. 감초와 율무는 살균과 수렴 효과가 있다.

> **재료**
> 양배추잎 4장, 율무 1스푼, 감초 4쪽, 백포도주 작은 것 1병

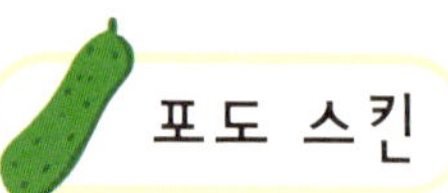

포도 스킨

만드는 방법

❶ 포도를 깨끗이 씻은 후 물기를 닦아 보드카에 넣고 24시간이 지난 다음 포도 알을 건져낸다.

❷ 증류수를 붓고 글리세린, 로즈마리 오일을 넣은 다음 24시간이 지난 후 사용한다.

효능 포도는 피부를 촉촉하게 해주면서 수렴작용이 있기 때문에 어느 피부에나 잘 맞는다.

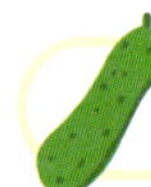

파슬리 린스

만드는 방법

❶ 냄비에 물을 붓고 끓인다.

❷ 물이 끓으면 불을 끄고 준비한 파슬리를 넣은 후 뚜껑을 닫는다.

❸ 20분 정도 지나 물이 식으면 파슬리를 걸러낸다.

❹ 파슬리를 우려낸 물 1*l*에 식초 100m*l*를 섞은 다음 라벤더 에센셜 오일을 넣고 골고루 섞이도록 흔들어 사용한다.

효능 파슬리에는 머리카락의 성장을 촉진시키는 성분이 함유되어 있어 머리카락이 많이 빠지는 사람에게 좋다.

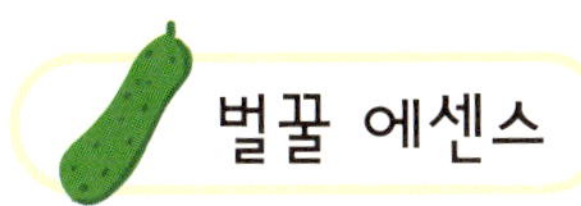

벌꿀 에센스

만드는 방법

❶ 꿀과 와인을 1 대 1 비율로 섞은 후에 약간의 글리세린을 첨가한다.

❷ 혼합된 상태로 용기에 담아 냉장고에 넣은 후 하루에 한두 번 정도 흔들어 준다.

❸ 일주일 후에 사용한다.

효능 꿀과 포도주는 보습력이 좋아 피부를 촉촉하게 해준다.

인삼 로션

1 인삼 20g을 잘게 썰어서 생수 400m*l*에 넣어 약한 불로 끓인다.

2 물의 양이 절반 정도로 줄었을 때 불을 끄고 식힌다.

3 거름망으로 거른 후에 청주 약간 양과 꿀을 적당량 넣어 준다.

4 냉장 보관하여 사용한다.

효능 인삼은 손발이 차고 혈액순환이 잘 안 되는 경우에 사용하면 좋다. 인삼은 기미와 주름을 없애고 탄력 있는 피부로 가꾸어 준다.

한방 재료

- **감초** : 세포 활동을 활성화시켜서 세포 재생의 효능이 있다. 또한 알레르기, 해독·진정·소염 작용, 피부 미백에도 효과가 있다.

- **검정콩** : 세포 증식 및 재생을 도와 피부 건강을 유지시켜 준다. 피부 노화를 예방해 주는 효과가 있다.

- **구기자** : 피부 각질 제거에 효과가 있다. 노화 예방, 영양 공급, 붉은 피부, 모세혈관이 확장된 피부에 좋다.

- **길경(도라지)** : 사포닌이라는 성분이 있어서 피부에 세포 부활작용을 도와 피부 표면조직을 부드럽게 하고 혈액순환을 촉진하여 싱싱한 피부로 만들어 준다. 세포성 면역을 증강시킨다.

- **녹두** : 피부 재생 및 증식을 도와 젊은 피부를 유지하도록 해준다.
  해독·미백·살균·표백 작용이 있다.

- **당귀** : 혈액순환 증진으로 신진대사를 왕성하게 해주고 피부에 영양을 공급해 준다. 조직 생성을 도와주고 노화 방지, 잔주름 예방 등에 효과가 있다.

- **대추** : 피부 노화 방지 및 색소 침착 억제 효과를 가지고 있다.
  피부 각질 제거에도 효과가 있다.

- **도인(복숭아 씨)** : 혈관 확장 작용이 있어서 피부 혈색을 좋게 하는 효능이 있다. 미백·소염 작용·피부 재생 등에 활용한다.

- **마늘** : 피부 저항력 증강으로 피부병 감염에 대처하므로 항균, 항염 효과

가 있다.

세포 재생 및 해독작용이 있어 피부를 유연하고 건강하게 해준다.

- 맥반석 : 모공의 피지 및 각질을 제거한다. pH 조절기능도 한다.
- 박하 : 혈액순환 개선으로 피부에 색소 침착을 막아 준다.
- 백강잠(누에) : 기미 · 주근깨 · 노화 방지, 미백에 효과적이다.
- 백봉령 : 기미, 노화 방지에 효과적이고 피부에 수분 공급을 원활하게 해
  준다.
- 백작약 : 여드름, 항염 · 항균 작용이 있고 혈액순환을 도와서 기미를 예
  방한다.
- 백지 : 모공을 수축시키고 피부에 윤기를 준다.
- 상엽(뽕나무잎) : 여드름, 면부부종을 없애는 데 효능이 있다.
- 알로에 : 싱싱하고 부드러운 살결, 부드럽고 탱탱한 피부로 가꾸어 준다.
  소염 · 항균 · 보습 작용을 한다.
- 애엽(쑥) : 혈액순환을 잘되게 해주고 항균 · 소염 작용, 살균력이 뛰어나
  다. 기미, 노화를 예방하고 미백 효과가 있다.
- 어성초 : 미용과 체중 조절, 체내 독소 제거에 탁월한 효과가 있다.
  여드름, 해독, 피부 재생 효과가 있다.
- 율무 : 체내의 수기와 습기를 제거하므로 지성 피부에 좋고 소염작용이
  있다. 기미, 색소 침착, 노화를 예방하고 미백 효과가 있다.
- 율피(밤껍질) : 타닌 성분이 있어서 모공 수축과 동시에 모공이 넓어지는
  것을 막아 준다.
  모공을 수축시키고 미백 효과가 있으며, 노화를 예방한다.

- 진피 : 여드름, 화농, 상처 소독 효과가 있다.
- 천궁 : 피부 조직 재생, 필링 작용을 한다.
- 천화분 : 피부 점막에 영양을 공급하고, 각질 제거를 원활하게 해주어 피부를 윤기 있게 해준다. 항알레르기 작용이 있다.
- 토사자 : 여드름, 기미를 예방해 준다.
- 해초 : 영양 및 수분을 공급해 주고 유연막을 형성한다.
- 행인(살구씨) : 피부를 탄탄하고 윤기 있게 해주는 작용이 있고 미백 효과가 크다. 기미를 예방하고 피부 수축, 피부 재생 기능이 있다.
- 현미 : 섬유질이 많아 변비 및 대장암 예방에도 효과적이다. 미백 효과가 있고 중화작용, 회석작용을 한다.
- 흑축(나팔꽃씨) : 기미를 예방하고 미백 효과가 있다.

야채 재료

❶ 감자 : 붉은 피부, 햇빛에 탄 피부의 진정 작용
❷ 당근 : 모세혈관이 비치는 붉은 피부, 여드름에 효과가 있다.
❸ 시금치 : 여드름 및 잡티 제거에 효과가 있다.
❹ 오이 : 수분 공급, 건성 피부에 보습 효과, 염증 제거 및 진정 효과
❺ 양배추 : 여드름을 짜서 생긴 상처에 효과가 있다.
❻ 양파 : 자외선으로 인한 잡티 제거에 효과가 있다.
❼ 무 : 수분 공급 및 모세혈관 강화

과일 재료

❶ 귤 : 건성 피부에 보습 효과, 기미 및 잡티 제거, 미백 효과

❷ 딸기 : 수렴작용, 건성 피부에 보습 효과, 기미 및 잡티 제거, 여드름, 지
성 피부에도 좋다.

❸ 레몬 : 수렴작용, 미백 효과, 모세혈관을 튼튼히 해준다.

❹ 모과 : 모공이 큰 피부의 수렴작용, 소염작용

❺ 바나나 : 건성 피부에 보습 효과, 노화 방지 효과

❻ 배 : 수렴작용, 보습 효과, 건성 피부에 좋다.

❼ 사과 : 모든 피부에 피지 흡수 및 청결 효과

❽ 수박 : 진정작용, 수분 공급, 미백 효과, 해독작용

❾ 오렌지 : 기미 제거, 미백 효과, 피부를 투명하게 한다.

❿ 포도 : 여드름, 붉은 피부, 각질 제거와 보습 효과

⓫ 키위 : 미백 효과, 피부 탄력, 기미와 잡
티 제거에 효과가 있다.

⓬ 토마토 : 여드름 및 피지 제거에 효과
가 있다.

✳ 건성 피부에 사용할 때는 우유를 첨
가하고, 지성 피부에 사용할 때는 요
구르트를 첨가하여 팩으로 이용한다.

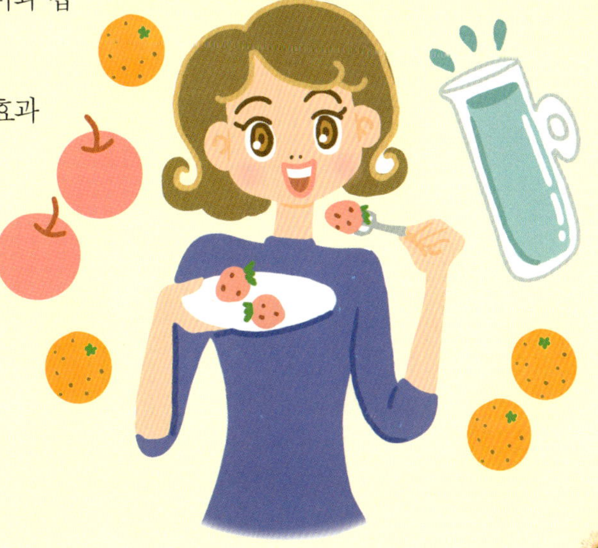

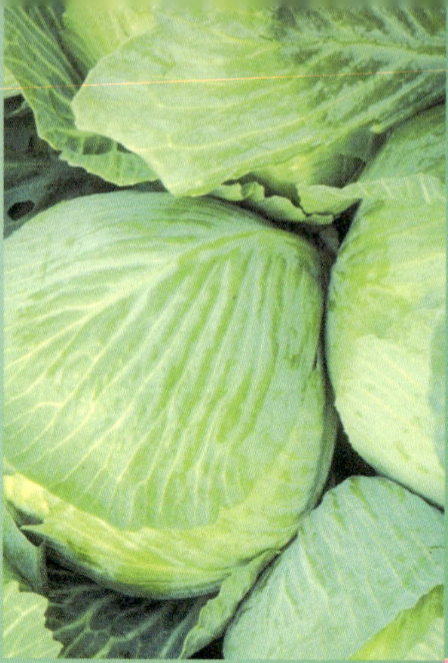

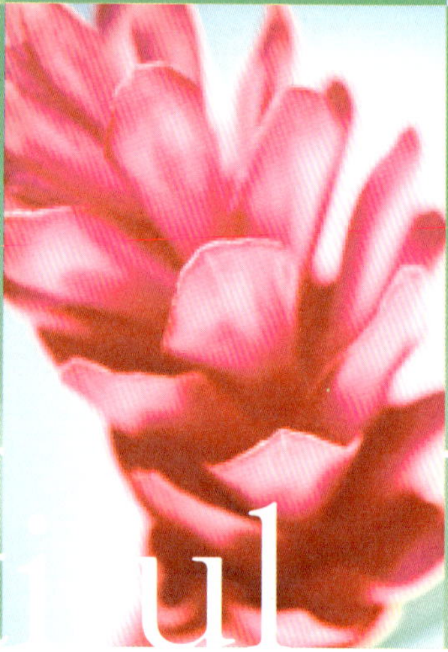

beautiful

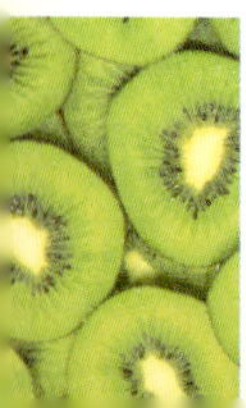

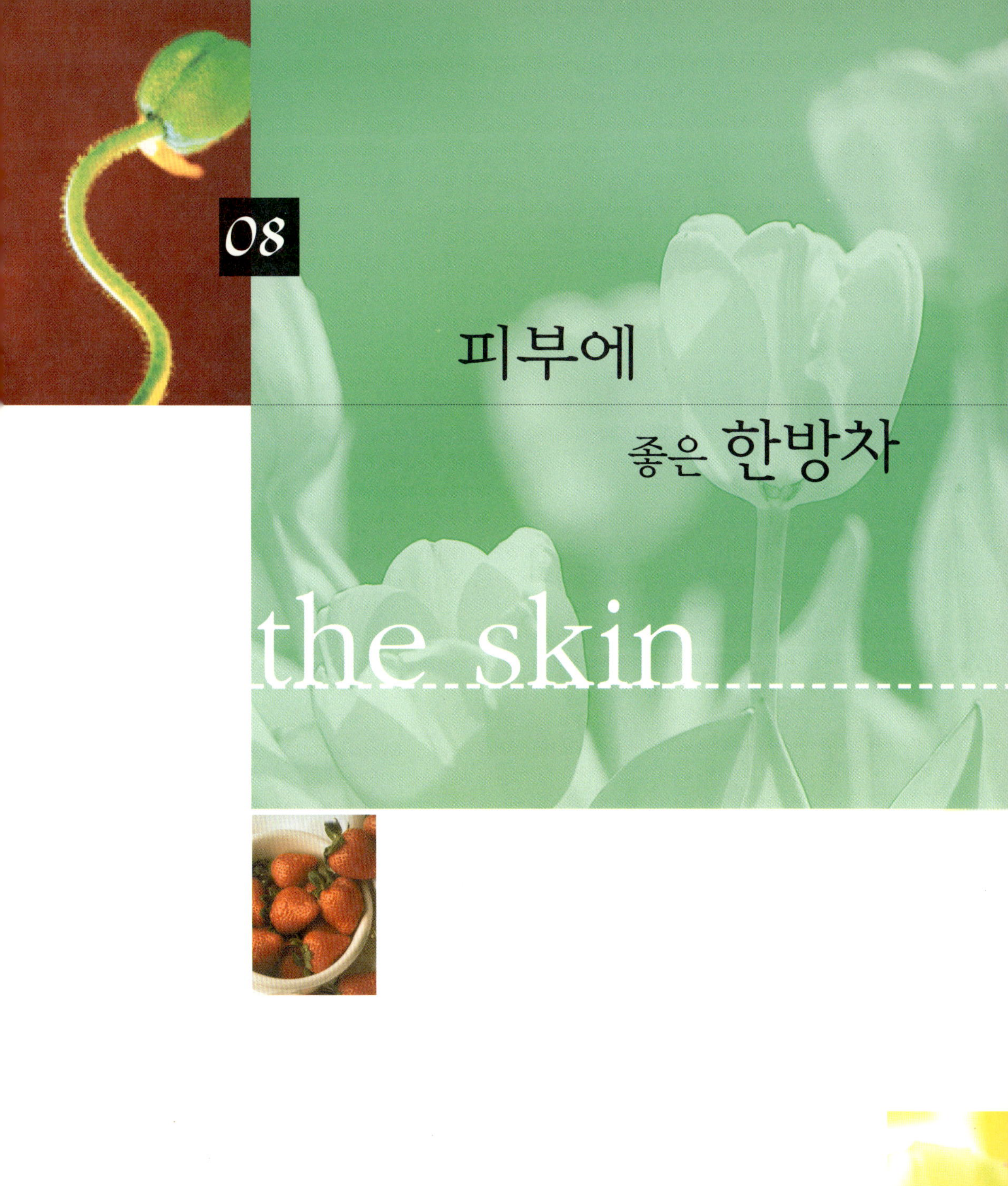

08

피부에

좋은 한방차

the skin

8. 피부에 좋은 한방차

피부에 나타나는 여러 가지 징후들은 피부 자체의 이상도 있지만 내부 장기의 문제로 인하여 발생하는 경우도 무수히 많다. 겉으로 드러난 피부 트러블들은 여러 가지 천연재료와 한방재료로 만들어진 팩이나 화장수 등으로 해결할 수 있지만 좀처럼 없어지지 않는 심한 트러블들은 내부 장기의 이상 유무를 살펴야 한다.

평소에 생활을 하면서 불편하게 느꼈던 부분이나 또는 만성적으로 가지고 있는 질환이 있을 때에 적절한 한방차를 선택하여 오랫동안 먹다 보면 피부 트러블은 점차적으로 개선되고 예쁘고 아름다운 피부를 유지할 수 있다.

감잎차

만드는 방법 잘 말린 감나무잎을 뜨거운 물에 약 2~3분 정도 우려낸 후 꿀을 타서 마신다.

효능 저항력이 낮아져서 느껴지는 피로, 과도한 운동 등으로 인한 근육의 피로를 풀어 준다. 자반병 · 자궁출혈 · 위장출혈 등 각종 출혈성 질환에 좋은 효능을 보이며, 해수 천식 · 당뇨병 · 동맥경화 · 고혈압에도 좋다.

갈근차 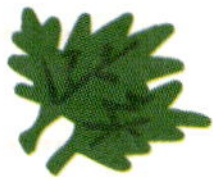

만드는 방법

물 2*l*에 갈근을 50g 정도 넣고 15분 정도 끓이고 찌꺼기는 건져낸다.

효능 갈근은 약간 매운 맛이 있으며 기운은 덥지도 차지도 않기 때문에 진
액을 늘려 주고 갈증을 멈추며, 피부의 발진을 순조롭게 하기도 하고
술독을 풀어 주는데 많이 쓰인다.

결명자차 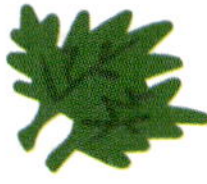

만드는 방법

잘 볶은 결명자 2스푼을 주머니에 넣고 누런 물이 진하게 우러날 때까지
끓인 후 꿀을 타서 마신다.

효능 결명자는 쓰면서 달콤한 맛이 나고 약성은 서늘하다. 눈을 밝게 하고
눈병에 좋으며, 변비 · 두통 · 고혈압 · 장 기능이 쇠약해졌을 때 먹으
면 좋다. 설사를 할 때에는 먹지 말아야 하다.

계피차 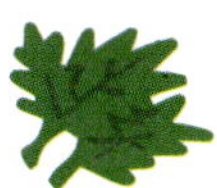

만드는 방법

계피를 강한 불에서 20분 정도 끓인 후 계피는 건져내고 다시 푹 끓인다.

효능 계피차는 머리를 맑게 하고 두통과 신경을 안정시키는 효능이 있다.
계피는 속을 따뜻하게 하여 찬 기운을 분산시켜 냉한 것을 몰아내므

로 설사를 하며, 허리나 무릎이 아픈 것을 낫게 하고 월경이 없는 여성에
게 월경이 나오게 해주는 효능이 있다.

구 기 자 차 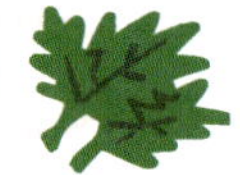

만드는 방법

구기자를 물에 깨끗이 씻어서 구수한 냄새가 나고 색깔은 갈색이 나도록
프라이팬에 볶아서 차를 끓인다. 물 2ℓ에 구기자 40g을 넣고 10분 정도
끓이면 구수한 맛이 나고 특이한 향이 살아난다.

효능 구기자는 달콤하며 약간 쓴맛이 있고 기운은 덥지도 차지도 않으며
서늘하다. 간과 신장을 보하여 주므로 눈이 맑아지고 빈혈을 치료한
다. 무릎이 약한 것과 시큰시큰한 것을 없애 주고 허약한 사람에게
몸을 보하여 주고 정력을 길러 준다.

국 화 차 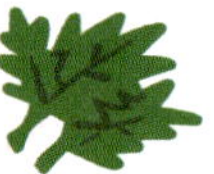

만드는 방법

물 3컵에 말린 국화를 12g 정도 넣고 끓이다 불을 줄여 30분 정도 은근
히 끓인 물을 하루 3회 꿀을 타서 마신다.

효능

신경을 많이 써 항상 머리가 무겁거나, 기억력이 감퇴될 때 국화차가 좋다.

당귀차 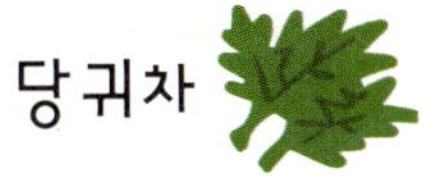

만드는 방법

잔뿌리는 버리고 몸통만 손질해 잘게 썬 당귀 40g을 물 2ℓ에 넣어서 15분 정도 끓인다.

효능 당귀는 달면서 쓴맛이 있고 더운 기운이 있다. 여성들의 월경색과 월경량을 조절해 주며, 온몸에 피를 활발하게 공급하고 혈액 속에 노폐물을 제거해 준다. 혈색이 창백하거나 피부가 까칠까칠 하거나 윤기가 없을 때 당귀차를 계속 마시면 아름다운 피부를 가질 수 있다.

대추차 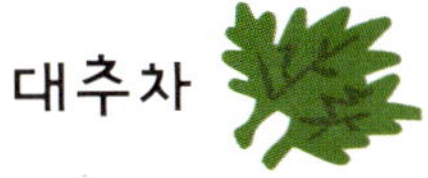

만드는 방법

물 2ℓ에 대추 70g을 넣고서 15분 정도 끓이면 대추차가 된다.

효능

대추는 달콤한 맛이 나며 기운은 따뜻하다. 비장을 보하고 위를 화하게 하며, 기운을 북돋워 주고 이뇨 작용과 강장 작용이 있다. 또한 진정시키는 효능이 있으며 위가 허약하여 음식 맛이 없고 비장이 약하여 변이 묽은데 좋다. 혈액순환을 시켜주고 불면증을 치료하며, 여성들의 신경성 히스테리를 다스리고 백약을 해독시키는 효능이 있다.

도라지차 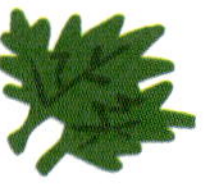

만드는 방법

도라지 10g, 감초 4g을 물에 넣고 끓인다.

효능 길경은 폐경에 작용하여 가래를 삭이고 기침을 멈추게 하며, 폐기를 잘 통하게 하여 피부에 응어리진 고름을 빼내기도 한다.

재료
도라지(길경),
감초

두충차 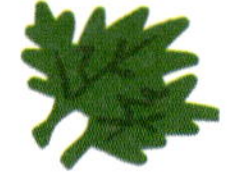

만드는 방법

❶ 두충에는 실 같은 섬유질이 있어 이것을 제거하고 써야 되므로 얇게 썰어서 술에 촉촉하게 적셔 프라이팬에서 실 같은 것이 없어질 때까지 볶는다.

❷ 물 2*l*에 두충 40g을 넣고서 15분 정도 끓이면 차가 된다.

효능 두충은 약간 달면서도 매운 맛을 가지고 있으며 기운은 덥다. 소변을 잘 나오게 하고 간장과 신장을 보하여 주며, 근육과 뼈를 강하고 튼튼하게 만들어 준다. 또 허리가 시큰시큰한 것을 없애 주고 발과 무릎을 강하게 만들며, 하초에 생기는 습을 제거하기도 한다. 혈압을 내리는 작용을 하며 여성들의 자궁 출혈에도 좋다.

재료
두충나무 껍질

모과차

만드는 법

물 2*l*에 말린 모과 40g과 계피 5g을 넣어 15분 정도 끓이면 차가 된다.

재료
모과, 계피

효능 모과는 신맛이 나며 약성으로 덥다. 위를 따뜻하게 하고 습을 제거하며, 구토나 곽란을 치료하고 설사를 멎게 하며, 근육 경련이 일어나는 것을 막아 주고 수종ㆍ이질을 치료하며 간을 편안하게 해주는 역할을 한다.

맥문동차 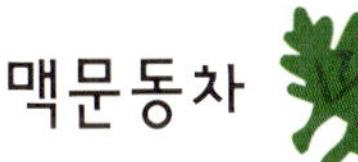

만드는 방법

❶ 물에 맥문동을 넣고 중간 불에서 1시간 정도 달인다.

❷ 달인 물을 식힌 다음 면보를 두른 체에 걸러 불순물을 제거하고 냉장고에 넣어 보관한다.

효능 차가운 성질을 지닌 맥문동은 폐를 깨끗하게 만들어 주며 피부를 윤기 있게 가꿔 준다. 뿐만 아니라 심장의 열을 내리고 신경을 안정시키는 효과도 있다. 차게 식힌 차를 한 번에 100m*l*씩 자주 마시면 아토피 피부염에 효과가 있다.

산약차 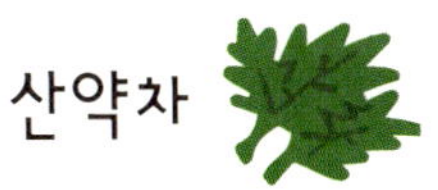

만드는 방법

물 2*l*에 산약 70g을 넣고 15분 정도 끓이면 맛있는 차가 된다.

효능 산약은 단맛이 있고 기운은 덥지도 차지도 않다. 비장이 허하여 생기는 설사, 음식 맛이 없을 때, 신체가 허약한 사람, 기침, 당뇨, 유정, 대하증, 소변을 자주 보는 데 좋다. 몸을 보할 때 주로 많이 마시며,

비장과 신장·폐 등을 보하는 역할을 하며, 정력제로도 많은 사람들이 즐겨 마신다.

오미자차 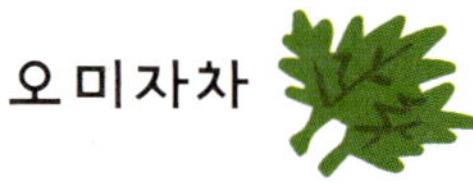

만드는 방법

물 $2l$를 끓인 후 그 물에 오미자를 20알 정도 넣어서 10시간 정도 우려 낸 후에 오미자를 건져내어 차를 만든다.

효능

오미자는 신맛이 나고 기운은 따뜻하다. 혈액순환을 개선해 주고 시력을 좋게 해주며, 자궁을 흥분시키고 수축시키는 작용이 있다. 자양, 강장, 피로, 몽정, 유정, 만성 설사를 다스린다.

오미자는 달고 시고 맵고 쓴맛 등 5가지의 맛이 들어 있기 때문에 오미자라 부른다

유자차 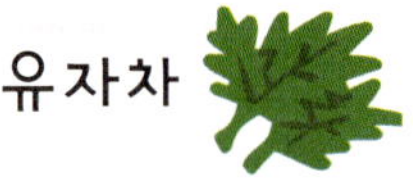

만드는 방법

유자를 얇게 썰어서 설탕을 뿌려 15 ~ 30일 정도 두었다가 뜨거운 물에 적당량을 넣어 차를 만든다.

효능 유자는 신맛이 나고 기운은 서늘하다. 구토를 없애 주고 주독을 풀어 주며, 소화에도 도움을 주고 피로를 풀어 주는 역할을 한다. 음주 후에 숙취를 풀어 주기도 하고 머리가 맑아지도록 하는 효능이 있다.

재료
오미자

재료
유자

은행잎차 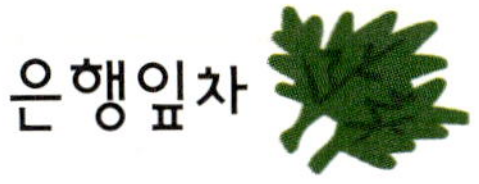

만드는 방법

❶ 푸른 은행잎을 따 깨끗이 씻어 그늘에서 말린다.

❷ 끓여서 살짝 식힌 물에 얇게 썬 은행잎을 넣고 10분간 우려낸 다음 은행잎을 건져내고 따뜻하게 데워 마신다.

효능

은행잎은 동맥경화와 심장병, 과도한 콜레스테롤의 증가를 억제하는 효능이 있다. 심장이 갑자기 뛰면서 얼굴로 열이 올라갈 때 은행잎차를 마시면 효과가 있다. 이 때 주의할 점은 푸르고 싱싱한 은행잎을 선택해야 한다.

재료
은행잎

의이인차 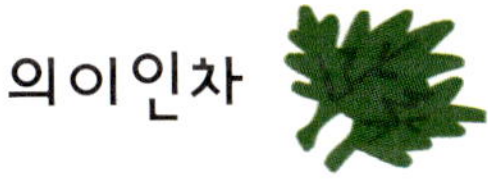

만드는 방법

의이인(율무)을 살짝 볶아서 주머니에 담아 물($2l$)에 15분 정도 끓이면 차가 된다.

효능

의이인은 이뇨작용이 강하므로 비만증에 좋다. 그래서 많은 사람들에게 인기가 좋은 차이다. 습으로 인하여 생긴 부종 등에 효능이 좋으며, 비장과 폐를 보하기도 하여 피부 트러블을 개선하는 데에도 많이 쓰인다.

재료
율무

진피차 (귤껍질)

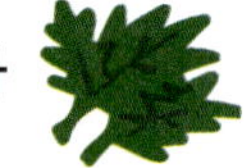

만드는 방법

❶ 귤껍질을 채 썰 듯이 잘게 썬다.

❷ 물 2*l*에 썰어 놓은 귤껍질 70g을 넣고서 15분 정도 끓이면 좋은 차가
  된다.

효능

진피는 매운 맛과 쓴맛이 있으며 기운은 따뜻하다. 비장을 튼튼하게 하
며, 습을 제거하고 가래를 없애 주는 효능이 있으며 식욕이 없을 때 식욕
을 돋우어 주고 구토를 예방하며, 기침과 담이 같이 나오는 것을 멈추게
하는 효능이 있다.

황기차

만드는 방법

황기를 잔뿌리와 머리는 잘라내고 몸통만 잘게 썰어서 황기 70g에 물 2*l*
를 부어 15분 정도 끓이면 황기차가 된다.

효능

황기는 단맛이 나고 기운은 약간 더운 약재이다. 기(氣)를 보강하는 작용
이 있으므로 허약 체질 · 저혈압 · 자주 피로가 오는 사람들에게 좋다. 황
기차에는 설탕보다는 꿀이 잘 어울리므로 꿀을 타서 마시면 더 좋다.

재료
진피(귤껍질)

재료
황기

피부에 좋은 음료

아름다운 피부를 갖는 것은 여성들의 공통적인 희망사항일 것이다. 기미, 주근깨, 잔주름, 여드름 없는 피부는 여성이 원하는 가장 최상의 피부이다. 그래서 피부를 위한 노력을 아끼지 않는 것이 여성들의 현실이다.

진정한 아름다움은 건강한 신체에서 만들어지기 때문에 값비싼 화장품으로 피부에 덧칠하는 것만이 아름다움의 전부는 아니다. 과일이나 야채 등으로 음료를 만들어서 먹을 때에 아름다운 피부를 갖는 일에 더 한층 힘을 줄 것이며, 건강에도 도움이 많이 될 것이다.

야채나 과일로 음료를 만들어 마시는 일 외에도 샐러드나 기타 다른 과채를 섞어서 충분히 섭취한다면 피부나 건강 또는 날씬한 몸매를 위해서도 아주 효과적이다.

오 이 주 스 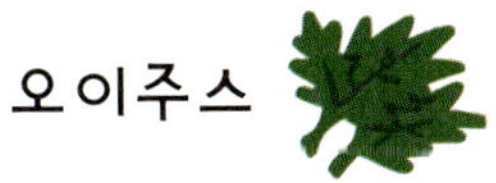

만드는 방법

❶ 오이는 깨끗하게 씻은 뒤 꼭지를 자르고 녹즙기에 간다.

❷ 깨끗이 씻은 당근과 껍질을 벗긴 귤을 녹즙기에 넣고 간다.

효능 오이는 비타민과 무기질이 많아서 신진대사를 활발하게 하고 피로를 풀어 준다. 또한 피부에 꼭 필요한 수분을 공급해 주어 거칠어진 피부에 효능이 있고 기미, 주근깨에도 좋은 효과를 보이므로 미용과 건강을 위한 음료로서 많이 활용된다.

> **재료**
> 오이 1개, 귤 1/2개, 당근 150g, 꿀 약간

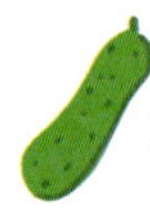 맑고 투명한 피부를 위한 **녹색 과채즙**

만드는 방법

사과, 청경채, 파슬리를 믹서기에 넣고 갈아 즙을 만든 후 레몬즙을 넣는다.

효능 녹색 과채즙은 카로틴 및 비타민 B_1, B_2, C 등을 함유하고 있어서 피부를 맑고 투명하게 해준다.

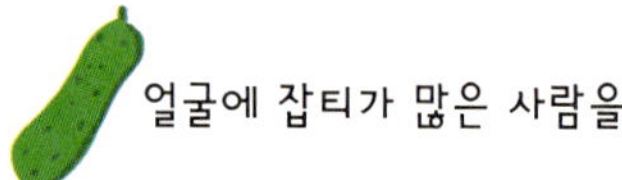 거친 피부를 위한 **당근·사과 과채즙**

만드는 방법

당근, 사과, 청경채를 믹서기에 넣고 갈아 즙을 만든 후에 레몬즙을 넣는다.

효능 거칠어진 피부를 윤택하게 하고 피부의 저항력을 높여 준다.

얼굴에 잡티가 많은 사람을 위한 **과채즙**

만드는 방법

파인애플과 사과, 파슬리를 믹서에 넣고 갈아 즙을 만든 다음 레몬즙을 넣는다.

효능 비타민 C를 풍부하게 함유하고 있는 파인애플과 사과를 이용하여 만든 과채즙은 잡티에 효과가 있다.

피부를 위하여 하지 말아야 할 것들

자외선은 피부의 적, 자외선에 노출되지 않도록 한다

자외선을 받은 피부는 수분을 많이 빼앗기게 되고 피부에 수분이 부족해지면 노화현상이 빨리 나타나게 된다. 그러므로 외출을 할 때에는 반드시 자외선 차단제를 사용하고 모자나 양산을 반드시 챙긴다.

피부에 너무 많은 자극을 주지 않는다

세안이나 마사지, 화장 등은 모두 피부에 자극을 주는 행위이다. 특히 눈 밑 관골 부위는 튀어나와 있기 때문에 가장 많은 자극을 받는 부분이다. 또한 기미가 가장 많이 나타나는 부분이기도 하고 붉은 피부 얼굴이 될 때에도 이 부분에서 두드러지게 나타난다.

때수건으로 얼굴을 미는 경우가 있는데 이것 또한 금해야 할 것 중의 하나이다. 얼굴에 강한 자극을 주기 때문이다. 얼굴뿐만 아니라 다른 피부도 때수건으로 밀어서 때를 벗기는 일은 삼가는 것이 좋다.

찜질방에 자주 가지 않는다

과다한 열은 피부의 노화를 촉진한다. 열로 인하여 진피층에 있는 수분의 과다한 배출은 노화를 앞당긴다. 뜨거운 물로 세안을 하면 수분 증발로 인해 모공이 넓어져서 피부가 거칠어지기 때문이다.

몸이 피곤하지 않도록 한다

숙면을 하지 못했거나 과로 등으로 몸이 피곤하면 체내의 신진대사가 균형을 잃게 되고 내부 장기에서 허열(가짜열)이 만들어져서 그 허열의 발산을 위하여 피부 속 수분이 부족해져 피부가 거칠어지게 된다. 밤샘 등을 하게 되면 몸이 피곤하게 되므로 늘 일정 시간의 수면과 휴식을 해야 피부가 아름다워진다.

스트레스를 받지 않도록 한다

초조하고 불안해하는 일 또는 아름다워지지 않는다고 비관하는 일 등은 기혈의 흐름을 더디게 하여 체내의 노폐물 배설을 지연시키고 영양 공급을 느리게 하기 때문에 피부의 노화를 촉진시킨다. 정신적인 피로 또한 피부에 색소 증가 등의 악영향을 줄 수 있어 기미나 칙칙한 피부의 원인이 된다.

과식·과음을 하지 않는다

과식이나 간식 때문에 소화기계통의 질환이 생기게 되면 피부 트러블의 원인이 되고, 과음을 하게 되면 간장의 기능이 약화되어 기미 등의 발생이 촉진된다. 또한 산성 음식을 많이 먹게 되면 피부가 거칠어지기 때문에 늘 먹는 것에도 관심을 많이 가져야 한다. 육식을 지나치게 해서도 안 되고 하얀 피부를 원한다면 녹황색의 야채를 많이 먹는 것이 좋다.

질병에 걸리지 않도록 한다

건강하지 못하면 아름다운 피부를 지킬 수가 없다. 피부는 내장의 거울이라는 말이 있듯이 오장육부의 상태를 반영해 주는 곳이 바로 피부이다. 질병 때문에 내장의 신진대사에 문제점이 생겼을 때에 피부가 칙칙하거나 거칠어지고 심한 경우 반점이나 두드러기 같은 것이 나게 된다.

담배를 피우지 않는다

담배는 피부의 수분을 증발시켜 거칠고 탄력 없는 피부로 만든다.

일부러 피부를 태우지 않는다

일부러 피부를 태우게 되면 피부 노화가 빨라진다. 과도한 일광욕 등으로 인하여 피부의
피지 분비가 증가하게 되어 모공이 넓어지고 수분이 부족하게 되어 주름의 원인이 된다.

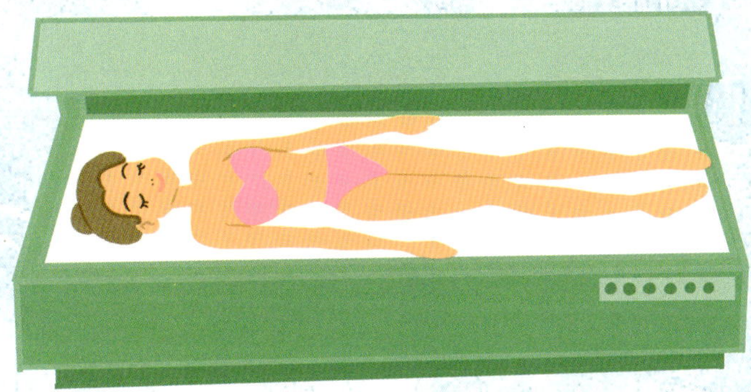

광고에 의존하는 화장품 구입은 피한다

자신의 피부에 대해서 전문가와 상담을 한 후에 피부에 잘 맞는 화장품을 구입해서 사
용한다.

가림출판사 · 가림M&B · 가림Let's에서 나온 책들

법 제시. 신국판 / 312쪽 / 10,000원

21세기 건강혁명 **밥상 위의 보약 생식** 최경순 지음
항암식품으로, 다이어트식으로, 젊고 탄력적인 피부를 유지할 수 있게 해
주는 자연식으로의 생식을 소개하여 현대인들의 건강 길라잡이가 되도록
하였다. 신국판 / 348쪽 / 9,800원

기치유와 기공수련 윤한홍 (기치유 연구회 회장) 지음
누구나 노력만 하면 개발할 수 있고 활용할 수 있는 기 수련 방법과 기치유
개발 방법 소개. 신국판 / 340쪽 / 12,000원

만병의 근원 **스트레스 원인과 퇴치** 김지혁 (김지혁한의원 원장) 지음
만병의 근원인 스트레스를 속속들이 파헤치고 예방법까지 속시원하게 제
시!! 신국판 / 324쪽 / 9,500원

김종성 박사의 **뇌졸중 119** 김종성 지음
우리나라 사망원인 1위. 뇌졸중 분야의 최고 권위자인 저자가 일상생활에
서의 건강관리부터 환자간호에 이르기까지 뇌졸중의 예방, 치료법 등 모든
것 수록. 신국판 / 356쪽 / 12,000원

탈모 예방과 모발 클리닉 장정훈 · 전재홍 지음
미용적인 측면과 우리가 일상적으로 고민하고 궁금해 하는 털에 관한 내용
들을 다양하고 재미있게 예들을 들어가면서 흥미롭게 풀어간 것이 이 책의
특징. 신국판 / 252쪽 / 8,000원

구태규의 100% 성공 다이어트 구태규 지음
하이틴 영화배우의 다이어트 체험서. 저자만의 다이어트법을 제시하면서
바람직한 다이어트에 대해서도 알려준다. 건강하게 날씬해지고 싶은 사람
들을 위한 필독서! 4×6배판 변형 / 240쪽 / 9,900원

암 예방과 치료법 이춘기 지음
암환자와 가족들을 위해서 암의 치료방법에서부터 합병증의 예방 및 암이
생기기 전에 알 수 있는 방법에 이르기까지 상세하게 해설해 놓은 책.
신국판 / 296쪽 / 11,000원

알기 쉬운 **위장병 예방과 치료법** 민영일 지음
소화기관인 위와 관련 기관들의 여러 질환을 발병 원인, 증상, 치료법을 중
심으로 알기 쉽게 해설해 놓은 건강서. 신국판 / 328쪽 / 9,900원

이온 체내혁명 노보루 야마노이 지음 / 김병관 옮김
새로운 건강관리 이론으로 주목을 받고 있는 음이온을 통해 건강을 돌볼
수 있는 방법 제시. 신국판 / 272쪽 / 9,500원

어혈과 **사혈요법** 정지천 지음
침과 부항요법 등을 사용하여 모든 질병을 다스릴 수 방법과 우리 주변에
서 흔하게 접할 수 있는 각 질병의 상황별 처치를 혈자리 그림과 함께 해
설. 신국판 / 308쪽 / 12,000원

약손 경락마사지로 건강미인 만들기 고정환 지음
경락과 민족 고유의 정신 약손을 결합시킨 약손 성형경락 마사지로 수술하
지 않고도 자신이 원하는 부위를 고치는 방법을 제시하는 건강 미용서.
4×6배판 변형 / 284쪽 / 15,000원

정유정의 **LOVE DIET** 정유정 지음
널리 알려진 온갖 다이어트 방법으로 살을 빼려고 노력했던 저자의 고통스
러웠던 다이어트 체험담이 실려 있어 지금 살 때문에 고민하는 사람들이
가슴에 와 닿는 나만의 다이어트 계획을 나름대로 세울 수 있을 것이다.
4×6배판 변형 / 196쪽 / 10,500원

머리에서 발끝까지 예뻐지는 **부분다이어트** 신상만 · 김선민 지음
한약을 먹거나 침을 맞아 살을 빼는 방법, 아로마요법을 이용한 다이어트
법, 운동을 이용한 부분비만 해소법 등이 실려 있으므로 나에게 맞는 방법
을 선택해 날씬하고 예쁜 몸매를 만들 수 있을 것이다.
4×6배판 변형 / 196쪽 / 11,000원

알기 쉬운 **심장병 119** 박승정 지음
심장병에 관해 심장질환이 생기는 원인, 증상, 치료법을 중심으로 내용을
상세하게 해설해 놓은 건강서. 신국판 / 248쪽 / 9,000원

알기 쉬운 **고혈압 119** 이정균 지음
생활 속의 고혈압에 관해 일반인들이 관심을 가지고 예방할 수 있도록 고
혈압의 원인, 증상, 합병증 등을 상세하게 해설해 놓은 건강서.
신국판 / 304쪽 / 10,000원

여성을 위한 **부인과질환의 예방과 치료** 차선희 지음
남들에게는 말할 수 없는 증상들로 고민하고 있는 여성들을 위해 부인암,
골다공증, 빈혈 등 부인과질환을 원인 및 치료방법을 중심으로 설명한 여
성건강 정보서. 신국판 / 304쪽 / 10,000원

알기 쉬운 **아토피 119** 이승규 · 임승엽 · 김문호 · 안유일 지음
감기처럼 흔하지만 암만큼 무서운 아토피 피부염의 원인에서부터 증상, 치
료방법, 임상사례, 민간요법을 적용한 환자들의 경험담 등 수록.
신국판 / 232쪽 / 9,500원

120세에 도전한다 이권행 지음
아프지 않고 건강하게 오래 살기를 바라는 현대인들에게 우리 체질에 맞는
식생활습관, 심신 활동, 생활습관, 체질별 · 나이별 양생법을 소개. 장수하
고픈 독자들의 궁금증을 풀어줄 것이다. 신국판 / 308쪽 / 11,000원

건강과 아름다움을 만드는 요가 정판식 지음
책을 보고서 집에서 혼자서도 할 수 있는 요가법 수록. 각종 질병에 따른
요가 수정체조법도 담았으며, 별책 부록으로 한눈에 보는 요가 차트 수록.
4×6배판 변형 / 224쪽 / 14,000원

우리 아이 건강하고 아름다운 **롱다리 만들기** 김성훈 지음
키 작은 우리 아이를 롱다리로 만드는 비법공개. 식사습관과 생활습관만의
변화로도 키를 크게 할 수 있으므로 키 작은 자녀를 둔 부모의 고민을 해결
해 준다. 대국전판 / 236쪽 / 10,500원

알기 쉬운 **허리디스크 예방과 치료** 이종서 지음
전문가들의 의견, 허리병의 치료에서 가장 중요한 운동치료, 허리디스크와
요통에 관해 언론에서 잘못 소개한 기사나 과장 보도한 기사, 대상이 광범
위함으로써 생기고 있는 사이비 의술 및 상업적인 의술을 시행하는 상업적
인 병원 등을 소개함으로써 허리병을 앓고 있는 사람들에게 정확하고 올바
른 지식을 선날하고자 하는 길라잡이서. 대국전판 / 336쪽 / 12,000원

소아과 전문의에게 듣는 알기 쉬운 **소아과 119** 신영규 · 이강우 · 최성항 지음
새내기 엄마, 아빠를 위해 올바른 육아법을 제시하고 각종 질병에 대한 치
료법 및 예방법, 응급처치법을 소개. 4×6배판 변형 / 280쪽 / 14,000원

피가 맑아야 건강하게 오래 살 수 있다 김영찬 지음
현대인이 앓고 있는 고혈압, 당뇨병, 심장병 등은 피가 끈적거리고 혈관이
너덜거려서 생기는 질병이다. 이러한 성인병을 치료하려면 식이요법, 생활
습관 개선 등을 통해 피를 맑게 해야 한다. 이 책에서는 피를 맑게 하기 위
해 필요한 처방, 생활습관 개선법을 한의학적 관점에서 상세하게 설명하고
있다. 신국판 / 256쪽 / 10,000원

웰빙형 피부 미인을 만드는 **나만의 셀프 피부건강** 양해원 지음
모든 사람들이 관심 있어 하는 피부 관리를 집에서 할 수 있게 해주는 실용
서. 집에서 간단하게 만들 수 있는 화장수, 팩 등을 소개하여 손안의 미용
서 역할을 하고 있다. 대국전판 / 144쪽 / 10,000원

교 육

우리 교육의 창조적 백색혁명　원상기 지음 / 신국판 / 206쪽 / 6,000원

현대생활과 체육　조창남 외 5명 공저 / 신국판 / 340쪽 / 10,000원

퍼펙트 MBA　IAE유학네트 지음 / 신국판 / 400쪽 / 12,000원

유학길라잡이 I - 미국편
IAE유학네트 지음 / 4×6배판 / 372쪽 / 13,900원

유학길라잡이 II - 4개국편
IAE유학네트 지음 / 4×6배판 / 348쪽 / 13,900원

조기유학길라잡이.com
IAE유학네트 지음 / 4×6배판 / 428쪽 / 15,000원

현대인의 건강생활
박상호 외 5명 공저 / 4×6배판 / 268쪽 / 15,000원

천재아이로 키우는 두뇌훈련　나카마츠 요시로 지음 / 민병수 옮김
머리가 좋은 아이로 키우기 위한 환경 만들기, 식사, 운동 등 연령별 두뇌 훈련법 소개.　국판 / 288쪽 / 9,500원

두뇌혁명　나카마츠 요시로 지음 / 민병수 옮김
『뇌내혁명』 하루야마 시게오의 추천작!! 어른들을 위한 두뇌 개발서로, 풍요로운 인생을 만들기 위한 '뇌' 와 '몸' 자극법 제시.
4×6판 양장본 / 288쪽 / 12,000원

테마별 고사성어로 익히는 한자
김경익 지음 / 4×6배판 변형 / 248쪽 / 9,800원

上生 공부비법　이은승 지음
국내 최초 수학과외 수출의 주인공 이은승이 개발한 자기만의 맞춤식 공부 학습법 소개. 공부도 하는 법을 알면 목표를 달성할 수 있다고 용기를 북돋우어 주는 실전 공부 비법서.　대국전판 / 272쪽 / 9,500원

자녀를 성공시키는 습관만들기　배은경 지음
성공하는 자녀를 꿈꾸는 부모들이 알아야 할 자녀 교육법 소개. 부모는 자녀 인생의 주연이 아님을 알아야 하며 부모의 좋은 습관, 건전한 생각이 자녀의 성공 인생을 가져온다는 내용을 담은 부모 및 자녀 모두를 위한 자기계발서.　대국전판 / 232쪽 / 9,500원

취미 · 실용

김진국과 같이 배우는 와인의 세계　김진국 지음
포도주 역사에서 분류, 원료 포도의 종류와 재배, 양조 · 숙성 · 저장, 시음법, 어울리는 요리와 와인의 유통과 소비, 와인 시장의 현황과 전망, 와인 판매 요령, 와인의 보관과 재고의 회전, '와인 양조 비밀의 모든 것' 을 동영상으로 담은 CD까지, 와인의 모든 것이 담긴 종합학습서.
국배판 변형양장본(올 컬러판) / 208쪽 / 30,000원

경제 · 경영

CEO가 될 수 있는 성공법칙 101가지
김승룡 편역 / 신국판 / 320쪽 / 9,500원

정보소프트　김승룡 지음 / 신국판 / 324쪽 / 6,000원

기획대사전　다카하시 겐코 지음 / 홍영의 옮김
기획에 관련된 모든 사항을 실례와 도표를 통하여 초보자에서 프로기획맨에 이르기까지 효율적으로 활용할 수 있도록 체계적으로 총망라하였다.

신국판 / 552쪽 / 19,500원

맨손창업 · 맞춤창업 BEST 74　양혜숙 지음
창업대행 현장 전문가가 추천하는 유망업종을 7가지 주제별로 나누어 수록한 맞춤창업서로 창업예비자들에게 창업의 길을 밝혀줄 발로 뛰면서 만든 실무 지침서!!　신국판 / 416쪽 / 12,000원

무자본, 무점포 창업! FAX 한 대면 성공한다
다카시로 고시 지음 / 홍영의 옮김 / 신국판 / 226쪽 / 7,500원

성공하는 기업의 인간경영　중소기업 노무 연구회 편저 / 홍영의 옮김
무한경쟁시대에서 각 기업들의 다양한 경영 실태 속에서 인사 · 노무 관리 개선에 있어서 기업의 효율을 높이고 발전을 이룰 수 있는 원칙을 제시.
신국판 / 368쪽 / 11,000원

21세기 IT가 세계를 지배한다　김광희 지음
21세기 화두로 떠오른 IT혁명의 경쟁력에 대해서 전문가의 논리적이고 철저한 해설과 더불어 매장 끝까지 실제 사례를 곁들여 설명.
신국판 / 380쪽 / 12,000원

경제기사로 부자아빠 만들기　김기태 · 신현태 · 박근수 공저
날마다 배달되는 경제기사를 꼼꼼히 챙겨보는 사람만이 현대생활에서 부자가 될 수 있다. 언론인의 현장감각과 학자의 전문성을 접목시킨 것이 이 책의 특성! 누구나 이 책을 읽고 경제원리를 체득, 경제예측을 할 수 있게 준비된 생활경제서적.　신국판 / 388쪽 / 12,000원

포스트 PC의 주역 정보가전과 무선인터넷　김광희 지음
포스트 PC의 주역으로 급부상하고 있는 정보가전과 무선인터넷 그리고 이를 구현하기 위한 관련 테크놀러지를 체계적으로 소개.
신국판 / 356쪽 / 12,000원

성공하는 사람들의 마케팅 바이블　채수명 지음
최근의 이론을 보완하여 내놓은 마케팅 관련 실무서. 마케팅의 정보전략, 핵심요소, 컨설팅실무까지 저자의 노하우와 창의적인 이론이 결합된 마케팅서.　신국판 / 328쪽 / 12,000원

느린 비즈니스로 돌아가라　사카모토 게이이치 지음 / 정성호 옮김
미국식 스피드 경영에 익숙해져 현실의 오류를 간과하고 있는 사람들을 위한 어떻게 팔 것인가보다 무엇을 팔 것인가를 설명하는 마케팅 컨설턴트의 대안 제시서!　신국판 / 276쪽 / 9,000원

적은 돈으로 큰돈 벌 수 있는 부동산 재테크　이원재 지음
700만 원으로 부동산 재테크에 뛰어들어 100배 불린 저자가 부동산 재테크를 계획하고 있는 사람들이 반드시 알아두어야 할 내용을 경험담을 담아 해설해 놓은 경제서.　신국판 / 340쪽 / 12,000원

바이오혁명　이주영 지음
21세기 국가간 경쟁부문으로 새로이 떠오르고 있는 바이오혁명에 관한 기초지식을 언론사에 몸담고 있는 현직 기자가 아주 쉽게 해설해 놓은 바이오 가이드서. 바이오 관련 용어 해설 수록.　신국판 / 328쪽 / 12,000원

성공하는 사람들의 자기혁신 경영기술　채수명 지음
자기 계발을 통한 신지식 자기경영마인드를 갖추어야 한다는 전제 아래 그 방법을 자세하게 알려주는 자기계발 지침서.　신국판 / 344쪽 / 12,000원

CFO　교텐 토요오 · 타하라 오키시 지음 / 민병수 옮김
일반인들에게 생소한 용어인 CFO, 즉 최고 재무책임자의 역할이 지금까지와는 완전히 달라져야 한다. 기업을 이끌어가는 새로운 키잡이로서의 CFO의 역할, 위상 등을 일본의 기업을 중심으로 하여 알아보고 바람직한 방향을 제시한다.　신국판 / 312쪽 / 12,000원

네트워크시대 네트워크마케팅　임동학 지음
학력, 사회적 지위 등에 관계 없이 자신이 노력한 만큼 돈을 벌 수 있는 네트워크마케팅에 관해 알려주는 안내서.　신국판 / 376쪽 /12,000원

성공리더의 7가지 조건　다이앤 트레이시 · 윌리엄 모건 지음 / 지창영 옮김
개인과 팀, 조직관계의 개선을 위한 방향제시 및 실천을 위한 안내자 역할을 해주는 책. 현장에서 활용할 수 있는 실용서.　신국판 / 360쪽 / 13,000원

김종결의 성공창업　김종결 지음
누구나 창업을 할 수는 있지만 아무나 돈을 버는 것은 아니다라는 전제 아래 중견 연기자로서, 음식점 사장님으로 성공한 탤런트 김종결의 성공비결을 통해 창업전략과 성공전략을 제시한다.　신국판 / 340쪽 / 12,000원

최적의 타이밍에 내 집 마련하는 기술　이원재 지음
부동산을 통한 재테크의 첫걸음 '내 집 마련'의 결정판. 체계적이고 한눈에 쏙 들어 오는 '내 집 장만 과정'을 쉽게 풀어놓은 부동산재테크서.
신국판 / 248쪽 / 10,500원

컨설팅 세일즈　*Consulting sales*　임동학 지음
발로 뛰는 영업이 아니라 머리로 하는 영업이 절실히 요구되는 시대 상황에 맞추어 고객지향의 세일즈, 과제해결 세일즈, 구매자와 공급자 간에 서로 만족하는 세일즈법 제시.　대국전판 / 336쪽 / 13,000원

연봉 10억 만들기　김농주 지음
연봉으로 말해지는 임금을 재테크 하여 부자가 될 수 있는 방법 제시. 고액의 연봉을 받기 위해서 개인이 갖추어야 할 실무적 능력, 태도, 마음가짐, 재테크 수단 등을 각 주제에 따라 구체적으로 제시함으로써 부자를 꿈꾸는 사람들이 그 희망을 이룰 수 있게 해준다.　국판 / 216쪽 / 10,000원

주5일제 근무에 따른 한국형 주말창업　최효진 지음
우리나라 실정에 맞는 주말창업 아이템의 제시 및 창업시 필요한 정보를 얻을 수 있는 곳, 주의해야 할 점, 실전 인터넷 쇼핑몰 창업, 표준사업계획서 등을 수록하여 지금 당장이라도 내 사업을 할 수 있게 해주는 창업 길라잡이서.　신국판 변형 양장본 / 216쪽 / 10,000원

주 식

개미군단 대박맞이 주식투자　홍성걸(한양증권 투자분석팀 팀장) 지음
초보에서 인터넷을 활용한 주식투자까지 필자의 현장에서의 경험을 바탕으로 한 주식 성공전략의 모든 정보 수록.　신국판 / 310쪽 / 9,500원

알고 하자! 돈 되는 주식투자　이길영 외 2명 공저
일본과 미국의 주식시장을 철저한 분석과 데이터화를 통해 한국 주식시장의 투자의 흐름을 파악함으로써 한국 주식시장에서의 확실한 성공전략 제시!!　신국판 / 388쪽 / 12,500원

항상 당하기만 하는 개미들의 매도 · 매수타이밍 999% 적중 노하우　강경무 지음
승부사를 꿈꾸며 와신상담하는 모든 이들에게 희망의 등불이 될 것을 확신하는 Jusicman이 주식시장에서 돈벌고 성공할 수 있는 비결 전격공개!!
신국판 / 336쪽 / 12,000원

부자 만들기 주식성공클리닉　이창희 지음
저자의 경험담을 섞어서 주식이란 무엇인가를 풀어서 써놓은 주식입문서. 초보자와 자신을 성찰해볼 기회를 가지려는 기존의 투자자를 위해 태어났다.　신국판 / 372쪽 / 11,500원

선물 · 옵션 이론과 실전매매　이창희 지음
선물과 옵션시장에서 일반인들이 실패하는 원인을 분석하고, 반드시 지켜야 할 투자원칙에 따라 유형별로 실전 매매 테크닉을 터득함으로써 투자를 성공적으로 할 수 있게 한 지침서!!　신국판 / 372쪽 / 12,000원

너무나 쉬워 재미있는 주가차트　홍성무 지음
주식시장에서는 차트 분석을 통해 주가를 예측하는 투자자만이 주식투자에서 성공하므로 차트에서 급소를 신속, 정확하게 뽑아내 매매타이밍을 잡는 방법을 알려주는 주식투자 지침서.　4×6배판 / 216쪽 / 15,000원

역 학

역리종합 만세력　정도명 편저 / 신국판 / 532쪽 / 10,500원

작명대전　정보국 지음 / 신국판 / 460쪽 / 12,000원

하락이수 해설　이천교 편저 / 신국판 / 620쪽 / 27,000원

현대인의 창조적 관상과 수상　백운산 지음 / 신국판 / 344쪽 / 9,000원

대운용신영부적　정재원 지음 / 신국판 양장본 / 750쪽 / 39,000원

사주비결활용법　이세진 지음 / 신국판 / 392쪽 / 12,000원

컴퓨터세대를 위한 新 성명학대전　박용찬 지음 / 신국판 / 388쪽 / 11,000원

길흉화복 꿈풀이 비법　백운산 지음 / 신국판 / 410쪽 / 12,000원

새천년 작명컨설팅　정재원 지음 / 신국판 / 470쪽 / 13,000원

백운산의 신세대 궁합　백운산 지음 / 신국판 / 304쪽 / 9,500원

동자삼 작명학　남시모 지음 / 신국판 / 496쪽 / 15,000원

구성학의 기초　문길여 지음 / 신국판 / 412쪽 / 12,000원

법률 일반

여성을 위한 성범죄 법률상식　조명원(변호사) 지음
성희롱에서 성폭력범죄까지 여성이었기 때문에 특히 말 못하고 당해야만 했던 이 땅의 여성들을 위한 성범죄 법률상식서. 사례별 법적 대응방법 제시.　신국판 / 248쪽 / 8,000원

아파트 난방비 75% 절감방법　고영근 지음
예비역 공군소장이 잘못 부과된 아파트 난방비를 최고 75%까지 줄일 수 있는 방법을 구체적인 법적 근거를 토대로 작성한 아파트 난방비 절감방법 제시.　신국판 / 238쪽 / 8,000원

일반인이 꼭 알아야 할 절세전략 173선　최성호(공인회계사) 지음
세법을 제대로 알면 돈이 보인다. 현직 공인중계사가 알려주는 합법적으로 세금을 덜 내고 돈을 버는 절세전략의 모든 것!　신국판 / 392쪽 / 12,000원

변호사와 함께하는 부동산 경매　최환주(변호사) 지음
새 상가건물임대차보호법에 따른 권리분석과 채무자나 세입자의 권리방어 기법은 제시한다. 또한 새 민사집행법에 따른 각 사례별 해설도 수록.
신국판 / 404쪽 / 13,000원

혼자서 쉽고 빠르게 할 수 있는 소액재판　김재용 · 김종철 공저
나홀로 소액재판을 할 수 있도록 소장작성에서 판결까지의 실제 재판과정을 상세하게 수록하여 이 책 한 권이면 모든 것을 완벽하게 해결할 수 있다.　신국판 / 312쪽 / 9,500원

"술 한 잔 사겠다"는 말에서 찾아보는 채권 · 채무　변환철(변호사) 지음
일반인들이 꼭 알아야 할 채권 · 채무에 관한 법률 사항을 빠짐없이 수록.
신국판 / 408쪽 / 13,000원

알기쉬운 부동산 세무 길라잡이　이건우(세무서 재산계장) 지음
부동산에 관련된 모든 세금을 알기 쉽게 단계별로 해설. 합리적이고 탈세가 아닌 적법한 절세법 제시.　신국판 / 400쪽 / 13,000원

알기쉬운 어음, 수표 길라잡이　변환철(변호사) 지음
어음, 수표의 발행에서부터 도난 또는 분실한 경우의 공시최고와 제권판결에 이르기까지 어음, 수표 관련 법률사항을 쉽고도 상세하게 압축해 놓은 생활법률서.　신국판 / 328쪽 / 11,000원

제조물책임법 강동근(변호사)·윤종성(검사) 공저
제품의 설계, 제조, 표시상의 결함으로 소비자가 피해를 입었을 때 제조업자가 배상책임을 져야 하는 제조물책임 시대를 맞아 제조업자가 갖춰야 할 법률적 지식을 조목조목 설명해 놓은 법률서. 신국판 / 368쪽 / 13,000원

알기 쉬운 주5일근무에 따른 임금·연봉제 실무 문강분(공인노무사) 지음
최근의 행정해석과 판례를 중심으로 임금관련 문제를 정리하고 기업에서 관심이 많은 연봉제 및 성과배분제, 비정규직문제, 여성근로자문제 등의 이슈들과 주40시간제 법개정, 퇴직연금제 도입 등 최근의 법·시행령 개정사항을 모두 수록한 임금·연봉제실무 지침서.
4×6배판 변형 / 544쪽 / 35,000원

변호사 없이 당당히 이길 수 있는 형사소송 김대환 지음
우리 생활과 함께 숨쉬는 형사법 서식을 구체적인 사례와 함께 소개. 내 손으로 간결하고 명확한 고소장·항소장·상고장 등 형사소송서식을 작성할 수 있다. 형사소송 관련 서식 CD 수록. 신국판 / 304쪽 / 13,000원

변호사 없이 당당히 이길 수 있는 민사소송 김대환 지음
민사, 호적과 가사를 포함한 생활과 밀접한 관련이 있는 생활법률 전반을 보통 사람들이 가장 궁금해하는 내용을 위주로 하여 사례를 들어가며 아주 쉽게 풀어놓은 민사 실무서. 신국판 / 412쪽 / 14,500원

혼자서 해결할 수 있는 교통사고 Q&A 조명원(변호사) 지음
현실에서 본인이 아무리 원하지 않더라도 운명처럼 누구에게나 닥칠 수 있는 교통사고 문제를 사례, 각급 법원의 주요 판례와 함께 정리하여 일반인들도 쉽게 이해할 수 있도록 내용 구성. 신국판 / 336쪽 / 12,000원

생활법률

부동산 생활법률의 기본지식
대한법률연구회 지음 / 김원중(변호사) 감수 / 신국판 / 480쪽 / 12,000원

고소장·내용증명 생활법률의 기본지식
하태웅(변호사) 지음 / 신국판 / 440쪽 / 12,000원

노동 관련 생활법률의 기본지식
남동희(공인노무사) 지음 / 신국판 / 528쪽 / 14,000원

외국인 근로자 생활법률의 기본지식
남동희(공인노무사) 지음 / 신국판 / 400쪽 / 12,000원

계약작성 생활법률의 기본지식
이상도(변호사) 지음 / 신국판 / 560쪽 / 14,500원

지적재산 생활법률의 기본지식
이상도(변호사)·조의제(변리사) 공저 / 신국판 / 496쪽 / 14,000원

부당노동행위와 부당해고 생활법률의 기본지식
박영수(공인노무사) 지음 / 신국판 / 432쪽 / 14,000원

주택·상가임대차 생활법률의 기본지식
김운용(변호사) 지음 / 신국판 / 480쪽 / 14,000원

하도급거래 생활법률의 기본지식
김진홍(변호사) 지음 / 신국판 / 440쪽 / 14,000원

이혼소송과 재산분할 생활법률의 기본지식
박동섭(변호사) 지음 / 신국판 / 460쪽 / 14,000원

부동산등기 생활법률의 기본지식
정상태(법무사) 지음 / 신국판 / 456쪽 / 14,000원

기업경영 생활법률의 기본지식
안동섭(단국대 교수) 지음 / 신국판 / 466쪽 / 14,000원

교통사고 생활법률의 기본지식
박정무(변호사)·전병찬 공저 / 신국판 / 480쪽 / 14,000원

소송서식 생활법률의 기본지식
김대환 지음 / 신국판 / 480쪽 / 14,000원

호적·가사소송 생활법률의 기본지식
정주수(법무사) 지음 / 신국판 / 516쪽 / 14,000원

상속과 세금 생활법률의 기본지식
박동섭(변호사) 지음 / 신국판 / 480쪽 / 14,000원

담보·보증 생활법률의 기본지식
류창호(법학박사) 지음 / 신국판 / 436쪽 / 14,000원

소비자보호 생활법률의 기본지식
김성천(법학박사) 지음 / 신국판 / 504쪽 / 15,000원

처 세

성공적인 삶을 추구하는 여성들에게 우먼파워
조안 커너·모이라 레이너 공저 / 지창영 옮김
사회의 여성을 향한 냉대와 편견의 벽을 깨뜨리고 성공적인 삶을 이루려는 여성들이 갖추어야 할 자세 및 삶의 이정표 제시!! 신국판 / 352쪽 / 8,800원

이익이 되는 말 손해가 되는 말 우메시마 미요 지음 / 정성호 옮김
직장이나 집안에서 언제나 주고받는 일상의 화제를 모아 실음으로써 대화의 참의미를 깨닫고 비즈니스를 성공적으로 이끌기 위한 대화술을 키우는 방법 제시!! 신국판 / 304쪽 / 9,000원

성공하는 사람들의 화술테크닉 민영욱 지음
개인간의 사적인 대화에서부터 대중을 위한 공적인 강연에 이르기까지 어떻게 말하고 어떻게 스피치를 할 것인가에 관한 지침서.
신국판 / 320쪽 / 9,500원

부자들의 생활습관 가난한 사람들의 생활습관
다케우치 야스오 지음 / 홍영의 옮김
경제학의 발상을 기본으로 하여 사람들이 살아가면서 생활에서 생각해 볼 수 있는 이익을 보는 생활습관과 손해를 보는 생활습관을 수록. 독자 자신에게 맞는 생활습관의 기본 전략을 설계할 수 있도록 제시.
신국판 / 320쪽 / 9,800원

코끼리 귀를 당긴 원숭이-히딩크식 창의력을 배우자 강충인 지음
코끼리와 원숭이의 우화를 히딩크의 창조적 경영기법과 리더십에 대비하여 자기혁신, 기업혁신을 꾀하는 창의력 개발법을 제시.
신국판 / 208쪽 / 8,500원

성공하려면 유머와 위트로 무장하라 민영욱 지음
21세기에 들어 새로운 추세를 형성하고 있는 말 잘하기. 이러한 추세에 맞추어 현재 스피치 강사로 활약하고 있는 저자가 말을 잘하는 방법과 유머와 위트를 만들고 즐기는 방법을 제시한다. 신국판 / 292쪽 / 9,500원

등소평의 오뚝이전략 조창남 편저
중국 역사상 정치·경제·학문 등의 분야에서 최고 위치에 오른 리더들의 인재활용, 상황 극복법 등 처세 전략·전술을 통해 이 시대의 성공인으로 자리매김하는 해법 제시. 신국판 / 304쪽 / 9,500원

노무현 화술과 화법을 통한 이미지 변화 이현정 지음
현재 불교방송에서 활동하고 있는 이현정 아나운서의 화술 길라잡이서. 노무현 대통령의 독특한 화술과 화법을 통해 리더로서, 성공인으로서 갖추어야 할 화술 화법을 배우는 화술 실용서. 신국판 / 320쪽 / 10,000원

성공하는 사람들의 **토론의 법칙** 민영욱 지음
다양한 사람들의 다양한 욕구를 하나로 응집시키는 수단으로 등장하고 있
는 토론에 관해 간단하고 쉽게 제시한 토론 길라잡이서.
신국판 / 280쪽 / 9,500원

사람은 칭찬을 먹고산다 민영욱 지음
현대에서 성공하는 사람으로 남기 위해서는 남을 칭찬할 줄도 알아야 한
다. 성공하는 사람이 되기 위해서 알아야 할 칭찬 스피치의 기법, 특징 등
을 실생활에 적용해 설명해놓은 성공처세 지침서. 신국판 / 268쪽 / 9,500원

사과의 기술 김농주 지음
미안하다는 말에 인색한 한국인들에게 "I sorry."가 성공을 위한 처세 기법
으로 다가온다. 직장, 가정 등 다양한 환경에서 사과 한마디의 의미, 기능
을 알아보고 효율성을 가진 사과가 되기 위해 갖추어야 할 조건을 제시한
다. 신국판 변형 양장본 / 200쪽 / 10,000원

취업 경쟁력을 높여라 김농주 지음
각 기업별 특성 및 취업 정보 분석과 예비 취업자의 능력 개발, 자신의 적
성에 맞는 직종과 직장을 잡는 법을 상세하게 수록. 신국판 / 280쪽 / 12,000원

명 상

명상으로 얻는 깨달음 달라이 라마 지음 / 지창영 옮김
티베트의 정신적 지도자이자 실질적 지도자인 달라이 라마의 수많은 가르
침 가운데 현대인에게 필요해지고 있는 인내에 대한 이야기.
국판 / 320쪽 / 9,000원

어 학

2진법 영어 이상도 지음
2진법 영어의 비결을 통해서 기존 영어학습 방법의 단점을 말끔히 해소시
켜 주는 최초로 공개되는 고효율 영어학습 방법. 적은 시간을 투자하여 영
어의 모든 것을 획기적으로 향상시킬 수 있는 비법을 제시한다.
4×6판판 변형 / 328쪽 / 13,000원

한 방으로 끝내는 영어 고제윤 지음
일상생활에서의 이야기를 바탕으로 하는 영어강의로 영어문법은 재미없고
지루하다고 생각하는 이 땅의 모든 사람들의 상식을 깨면서 학습 효과를
높이기 위한 공부방법을 제시하는 새로운 영어학습서.
신국판 / 316쪽 / 9,800원

한 방으로 끝내는 영단어 김승엽 지음 / 김수경 · 카렌다 감수
일상생활에서 우리가 무심코 던지는 영어 한마디가 당신의 영어수준을 드
러낸다는 사실을 깨닫게 하는 영어 실용서. 풍부한 예문을 통해 참영어를
배우겠다는 사람, 무역업이나 관광 안내업에 종사하는 사람, 영어권 나라
로 이민을 가려는 사람들에게 많은 도움을 줄 것이다.
4×6배판 변형 / 236쪽 / 9,800원

해도해도 안 되던 영어회화 **하루에 30분씩 90일이면 끝낸다**
Carrot Korea 편집부 지음
온라인과 오프라인을 넘나들면서 영어학습자들의 각광을 받고 있는 린다
의 현지 생활 영어 수록. 교과서에서 배울 수 없었던 생생한 실생활 영어를
90일 학습으로 모두 끝낼 수 있다. 4×6배판 변형 / 260쪽 / 11,000원

바로 활용할 수 있는 **기초생활영어** 김수경 지음
다양한 상황에 대처할 수 있도록 인사나 감정 표현, 전화나 교통, 장소 및
기타 여러 사항에 관한 기초생활영어를 총망라. 신국판 / 240쪽 / 10,000원

바로 활용할 수 있는 **비즈니스영어** 김수경 지음
해외 출장시, 외국의 바이어 접견시 기본적으로 사용할 수 있는 상황별 센
텐스를 수록하여 해외 출장 준비 및 외국 바이어 접견을 완벽하게 끝낼 수
있게 했다. 신국판 / 252쪽 / 10,000원

생존영어55 홍일록 지음
살아 있는 영어를 익힐 수 있는 기회 제공. 반드시 알아야 할 핵심 센텐스
를 저자가 미국 현지에서 겪었던 황당한 사건들과 함께 수록, 재미도 느낄
수 있다. 신국판 / 224쪽 / 8,500원

필수 여행영어회화 한현숙 지음
해외로 여행을 갔을 때 원어민에게 바로 통할 수 있는 발음 수록. 자신 있
고 당당한 자기 표현으로 즐거운 여행을 할 수 있도록 손안의 가이드 역할
을 해줄 것이다. 4×6판 변형 / 328쪽 / 7,000원

필수 여행일어회화 윤영자 지음
가깝고도 먼 나라라고 흔히 말해지는 일본을 제대로 알기 위해 노력하는
사람들에게 손안의 가이드 역할을 하는 실전 일어회화집. 일어 초보자들을
위한 한글 발음 표기 및 필수 단어 수록. 4×6판 변형 / 264쪽 / 6,500원

필수 여행중국어회화 이은진 지음
중국에서의 생활이나 여행에 꼭 필요한 상황별 회화. 반드시 알아야 할
1500여 개의 단어에 한자병음과 우리말 표기를 원음에 가깝게 달아 놓았
으므로 든든한 도우미가 되어 줄 것이다. 4×6판 변형 / 256쪽 / 7,000원

영어로 배우는 중국어 김승엽 지음
중국으로 여행을 가거나 출장을 가는 사람들이 알아두어야 할 기초 생활
회화와 여행 회화를 영어, 중국어 동시에 익힐 수 있게 내용을 구성.
신국판 / 216쪽 / 9,000원

필수 여행스페인어회화 유연창 지음
은행, 병원, 교통 수단 이용하기 등 외국에서 직접적으로 맞닥뜨리게 되는
상황을 설정하여 바로바로 도움을 받을 수 있게 간단한 회화를 한글 발음
표기와 같이 수록하여 손안의 도우미 역할을 해줄 것이다.
4×6판 변형 / 288쪽 / 7,000원

바로 활용할 수 있는 **홈스테이 영어** 김형주 지음
일반 가정생활, 학교생활에서 꼭 알아야 할 상황별 회화 · 문법 · 단어를 수
록, 유학생활 동안 원어민 가족과 살면서 영어를 좀더 쉽게 배울 수 있도록
알려주는 안내서. 신국판 / 184쪽 / 9,000원

레포츠

수열이의 브라질 축구 탐방 **삼바 축구, 그들은 강하다** 이수열 지음
축구에 대한 관심만으로 각 나라의 축구팀, 특히 브라질 축구팀에 애정을
가지고 브라질 축구팀의 전력 및 각 선수들의 장단점을 나름대로 분석하고
연구하여 자신의 의견을 피력하고 있는 축구 길라잡이서.
신국판 / 280쪽 / 8,500원

마라톤, 그 아름다운 도전을 향하여
빌 로저스 · 프리실라 웰치 · 조 헨더슨 공저 / 오인환 감수 / 지창영 옮김
마라톤에 입문하고자 하는 초보 주자들을 위한 마라톤 가이드서. 올바르게
달리는 법, 음식 조절법, 달리기 전 준비운동, 주자에게 맞는 프로그램 짜
기, 부상 예방법을 상세하게 설명하고 있다. 4×6배판 / 320쪽 / 15,000원

퍼팅 메커닉 이근택 지음
감각에 의존하는 기존 방식의 퍼팅은 이제 그만!! 저자 특유의 과학적 이론
을 신체근육 운동학에 접목시켜 몸의 무리를 최소한으로 덜고 최대한의 정
확성과 거리감을 갖게 하는 새로운 퍼팅 메커닉 북.
4×6배판 변형 / 192쪽 / 18,000원

아마골프 가이드 정영호 지음
골프를 처음 시작하는 모든 아마추어 골퍼를 위해 보다 쉽고 빠르게 이해
할 수 있도록 내용이 구성된 아마골프 레슨 프로그램서.
4×6배판 변형 / 216쪽 / 12,000원

인라인스케이팅 100%즐기기 임미숙 지음
인라인 스케이팅을 안전하고 재미있게 즐길 수 있도록 알려주는 인라인 스
케이팅 지침서. 각 단계별 동작을 한눈에 알아볼 수 있도록 세부 동작별 일
러스트 수록. 4×6배판 변형 / 172쪽 / 11,000원

배스낚시 테크닉 이종건 지음
현재 한국배스스쿨에서 강사로 활약하고 있는 아마추어 배스 낚시꾼이 중
급 수준의 배스 낚시꾼들이 자신의 실력을 한 단계 업그레이드 시킬 수 있
도록 루어의 활용, 응용법 등을 상세하게 해설. 4×6배판 / 440쪽 / 20,000원

나도 디지털 전문가 될 수 있다!!! 이승훈 지음
깜찍한 디자인과 간편하게 휴대할 수 있다는 장점 때문에 새로운 생활필수
품으로 자리를 잡아가고 있는 디카·디캠을 짧은 시간 안에 쉽게 배울 수
있도록 해놓은 초보자를 위한 디카·디캠길라잡이서.
4×6배판 / 320쪽 / 19,200원

스키 100% 즐기기 김동환 지음
스키 인구의 확산 추세에 따라 스키의 기초 이론 및 기본 동작부터 상급의
기술까지 단계별 동작을 전문가의 동작사진을 곁들여 내용 구성.
4×6배판 변형 / 184쪽 / 12,000원

태권도 총론 하웅의 지음
우리의 국기 태권도에 관한 실용 이론서. 지도자가 알아야 할 사항, 태권도
장 운영이론, 응급처치법 및 태권도 경기규칙 등 필수 내용만 수록.
4×6배판 / 288쪽 / 15,000원

건강하고 아름다운 **동양란 기르기** 난마을 지음
동양란 재배의 첫걸음부터 전시회 출품까지 동양란의 모든 것 수록. 동양
란의 구조·특징·종류·감상법, 꽃대 관리·꽃 피우기·발색 요령 등 건
강하고 아름다운 동양란 만들기로 구성. 4×6배판 변형 / 184쪽 / 12,000원

수영 100% 즐기기 김종만 지음
물 적응하기부터 수영용품, 수영과 건강, 응용수영 및 고급 수영기술에 이
르기까지 주옥 같은 수중촬영 연속사진으로 자세히 설명해 주는 수영기법
Q&A. 4×6배판 변형 / 248쪽 / 13,000원

애완견114 황양원 엮음
애완견 길들이기, 애완견의 먹거리, 멋진 애완견 만들기, 애완견의 질병 예
방과 건강, 애완견의 임신과 출산, 애완견에 대한 기타 관리 등 애완견을
기를 때 반드시 알아야 할 내용 수록. 4×6배판 변형 / 228쪽 / 13,000원

건강을 위한 **웰빙 걷기** 이강옥 지음
건강 운동으로서 많은 사람들의 관심을 모으고 있는 걷기운동을 상세하게
설명. 걷기시 필요한 장비, 올바른 걷기 자세를 설명하고 고혈압·당뇨
병·비만증·골다공증 등 성인병과 관련해 걷기운동을 했을 때 얻을 수 있
는 효과를 수록하여 성인병을 예방하고 치료할 수 있도록 하였다.
대국전판 / 280쪽 / 10,000원

우리 땅 우리 문화가 살아 숨쉬는 **옛터** 이형권 지음
우리나라에서 가장 가보고 싶은 역사의 현장 19곳을 선정, 그 터에 어린 조
상의 숨결과 역사적 증언을 만날 수 있는 시간 제공. 맛있는 집, 찾아가는
길, 꼭 가봐야 할 유적지 등 핵심 내용 선별 수록.
대국전판 올컬러 / 208쪽 / 9,500원

아름다운 **산사** 이형권 지음
우리나라의 대표적인 산사를 찾아 계절 따라 산사가 주는 이미지, 산사가
안고 있는 역사적 의미를 되새겨 본다. 동시에 산사를 찾음으로써 생활에
찌든 현대인들이 삶의 활력을 되찾는 시간을 갖게 한다.
대국전판 올컬러 / 208쪽 / 9,500원

웰빙형 피부 미인을 만드는
나만의 셀프 피부건강

2004년 7월 10일 제1판 1쇄 발행

지은이/양해원
펴낸이/강선희
펴낸곳/가림출판사

등록/1992. 10. 6. 제4-191호
주소/서울시 광진구 구의동 57-71 부원빌딩 4층
대표전화/458-6451　　팩스/458-6450
홈페이지　http://www.galim.co.kr
e-mail　galim@galim.co.kr

값　10,000원

ⓒ 양해원, 2004

저자와의 협의하에 인지를 생략합니다.
무단 복제 · 전재를 절대 금합니다.

ISBN　89-7895-169-4　13510

가림출판사 · 가림M&B · 가림Let's 의 홈페이지(http://www.galim.co.kr)에 들어오시면 가림출판사 · 가림M&B · 가림Let's의 신간도서 및 출간 예정 도서를 포함한 모든 책들을 만나실 수 있습니다.
온라인 서점을 통하여 직접 도서 구입도 하실 수 있으며 가림 홈페이지 내에서 전국 대형 서점들의 사이트에 링크하시어 종합 신간 안내 및 각종 도서 정보, 책과 관련된 문화 정보를 받아보실 수 있습니다.
또한 홈페이지 방문시 회원으로 가입하시면 신간 안내 자료를 보내드립니다.